はじめに

日本人精神科医の大多数である1万6000人が所属する「日本精神神経学会」。その機関誌である『精神神経学雑誌』113巻第8号（2011年8月刊行）に「70年間の沈黙を破って―ドイツ精神医学精神療法神経学会（DGPPN）の2010年総会における謝罪表明（付）追悼式典におけるDGPPNフランク・シュナイダー会長の談話『ナチ時代の精神医学―回想と責任』」の全訳が掲載されました。

これはドイツ精神医学が「心の病（PTSD・神経症）」の存在を「否定」して「内因性精神病」「遺伝性脳病（統合失調症・うつ病・躁うつ病）仮説」研究のみを偏重した結果として生じた惨劇への反省と謝罪なのです。

ドイツ精神医学界全体が「遺伝病根絶」が目的のナチスに「自発的」に協力してドイツ人発達障害児・精神障害患者（ドイツ国防軍の戦争PTSD患者を含む）20万人以上を大量殺害した「**T4作戦**」への謝罪です。協力の理由は「脳病」研究のための「脳標本」を一度に大量に確保するためであったことは、精神科医の小俣和一郎の詳細な研究でわが国でも明らかになっています。私が看護学校での講義に使用している精神医学教科書にもこの「T4作戦」について明記されています。

「阪神大震災を忘れない」２０１５年１１１回日本精神神経学会学術総会：大阪市では「Ｔ４作戦巡回展示会」が開かれました。

精神科医・作家の故北杜夫の芥川受賞作である『夜と霧の隅で』は、この「Ｔ４作戦」を精神科医からの視点で描いていますが、実際には「夜と霧作戦」とはユダヤ人など６００万人が殺害された「ホロコースト」のことを指します。ホロコーストには「Ｔ４作戦」で培われた犠牲者の「移送・選別・大量殺害のノウハウ」が全て、大規模に拡大されて利用されました。「Ｔ４作戦はホロコーストの予行演習」でした。

そして「脳病仮説中心」の日本精神医学のルーツこそがドイツ精神医学なのです。２００６年に「ＰＴＳＤ・神経症のうつ状態」を「遺伝性脳病内因性うつ病」と偽り、「心の風邪」として国家主導で展開された「うつ病薬物治療のみの自殺対策」は既に完全に破綻しています。しかし、そのムーブメントは惰性のまま止まらず「ストレスチェック」制度の開始で日本の精神医療・精神医学全体をとめどもなく荒廃させています。平成日本において「Ｔ４作戦」の外傷体験がそのまま「再演」されているのです。この惨事を終結させるための国家的理性は存在していません。

私は精神科医として精神障害の存在とそれを研究する精神医学と薬物治療を含む精神医療を肯定する立場にあります。しかし、これだけの破壊を生み出した原因は近代精神医学（ドイツ精神医学とその末裔（まつえい）たち）そのものに重大な欠陥があると認めざるをえません。

現在日本だけでなく世界中で進行する精神医学による大規模な破壊が限界に達して全てが崩壊した後に、「**精神医学・精神医療がなお存在しえるのか？**」という問題を真剣に考える時期にあると思います。

目次

第1章

狂った歯車

「2001年暮れのできごと」

2001年（平成13年）の暮れに不思議なできごとが連続して起きたことをはっきり覚えています。当時勤務していた広島県東部の精神科病院での経験です。

それは朝でもなく昼でもなく決まって「夕方」のことでした。そろそろ一日の仕事が終わると気を抜きかけた時に限って、外部から突然電話がかかるようになったのです。内容は必ず「今からすぐ入院させてほしい」というものでした。もちろんその精神科病院は救急指定病院ではありませんでした。

やむをえず何人か診察してみると、全員が他の精神科医療機関で治療歴のある若い患者たちでした。しかし私の勤務していた病院には一度も受診歴はなく、紹介状も持っていませんでした。

本来「入院」という「治療形式」を選択するか否かは、「医師の診断」により最終的に決定されるものです。ところが彼らは「入院するしかない」と「自己診断」をして、その診断を最初からこちらにおしつけてきたのです。しかも決まって診察中にしゃべり続けているのは家族であり、入院を希望しているはずの患者自身は家族のうしろに隠れるようにして黙っていたのでした。

患者自身が家族と医師を「**操作しようとしている**」と感じました。結局はすぐに入院させなければならない理由を見出すことはできませんでした。

なお、治療を希望するならきちんと外来を予約して受診するように指示しましたが、彼らが再受診することはありませんでした。

同じ時期に、ある女性患者を診察しました。何回か外来を受診していましたが診察を受ける医師が定まっておらず、私も病状を即座に把握することができませんでした。この患者も「自分からすぐに入院したいと希望」してきました。しかもその希望は付き添っている知人が「代弁」しているのであり、患者が知人と医師を「操作しようとしている」という印象を受けました。その患者には「児童虐待の外傷体験」がありました。

私は、もう少し外来での診察を重ねないと入院が必要なのか否かは判断できないと断りました。ところが、いつの間にか他の医師の診察を経由して入院していました。入院後は様々な問題を起こし、最後には大事には至らなかったものの病室内で衣類を燃やしたために強制退院となりました。

1991年に精神科医として働き始めて、ようやくつかみ始めていた内因性精神病の精神科薬物治療中心のイメージ。そのイメージがこの頃から劇的に変わり始めたことに気がついたのは、もっと後になってからのことでした。当時は「**人格障害**」という診断がぼんやり頭をかすめた程度でした。

自殺者年間3万人と「心の風邪うつ病」のSSRI治療

統計的には1997年の年間自殺者2万人が1998年にいきなり1・5倍の3万人に増加し、2005年まで8年連続で3万人を超した時点でそのことが大々的に報道され始めました。

2006年には国会で超党派により「自殺対策基本法」が制定されました。それは「自殺の原因は薬（新型抗うつ薬：SSRI：選択的セロトニン再取り込み阻害薬）がよく効いて治る『**心の風邪**』うつ病であり、自殺対策とはうつ病を薬物治療で治すことである」という単純明快なメッセージでした。

たしかに「うつ病」で確実にわかっていることは「抗うつ薬が非常によく効いて治る」ということだけでした。しかし「うつ病と抗うつ薬」の関係は「風邪と風邪薬」のような軽々しいものではなく、「肺炎と抗生物質」との関係というべきものでした。「うつ病」は「風邪」のように軽々しく考える病気ではなく、「抗うつ薬」も「抗生物質」と同じく気軽に扱うべき薬ではありませんでした。

そして「うつ病」は「躁うつ病」「統合失調症」と並んで百年来「正体不明の遺伝性脳病（**内因性**）」と「仮定」されてきた精神障害・精神病であり、私たち精神科医は「心の病」とは考えてはきませんでした。

「骨折」した人間は「心」を持っていますが、「骨折」を「心の病」とは呼ばないのと同じです。「心の病」＝「心因性精神障害」を意味するのは「神経症とＰＴＳＤ」だけでした。しかし、「うつ病」を「心の病」と呼ぶことで、特に１９９５年の阪神大震災以来ようやく日本社会に浸透し始めていた「心の病、ＰＴＳＤ」の存在は２００６年を境に完全に抹殺されていくことになったのです。


もう一つ「うつ病」という「遺伝病」がなぜ急増したのかという点についての説明もあいまいでした。最初は「精神科の敷居が低くなったから、他科に隠れていた患者が姿を現した」と説明されました。この説明は後に「発達障害」でも繰り返された「説明」でしたが、「敷居が低く」なったのは政府のキャンペーンの「結果」であり、患者が急増した「原因」ではありませんでした。


その後、受診者が大幅に増えてもなお自殺が減らないのは、「精神科への偏見があり、いまだ自殺者の大部分は精神科を受診していない」からだと宣伝されました。

「全国自死遺族連絡会」が２０１０年に「自殺した会員家族１０１６人の７割が精神科に通院していた」「むしろ精神科を受診して服薬したから自殺したのではないか」と独自のデーターを収集して主張しているにもかかわらずです。

「言葉」で紡がれるはずの「論理」や「合理的思考」が、「うつ病薬物治療自殺対策」のスタートした時点から既に何重にも破綻していたのです。

うつ病薬物治療の破綻

「薬が非常によく効く」という前提は翌年の２００７年にはすぐさま崩壊しました。そこで立ち止まり「うつ病に効くはずの薬がなぜ効かないのか？」と考えることは行われませんでした。

逆に日本精神医療の伝統的悪癖というべき「多剤併用大量処方」が「薬が効かない」ことによりむしろ加速度的に悪化しました。まるで「これでも効かないか！」と「憎しみ」に基づいて実行していると言った方がいい現象でした。

２００７年６月28日には北海道の病院で入院９日目に統合失調症と診断された38歳の男性が死亡するという事件が起きました。クロルプロマジン値にして６０００㎎（国際的に適正とされる量の10倍）という信じがたい量の抗精神病薬が処方されていました。直接処方したのは研修医でした。

激化する「多剤併用大量処方」によっても「薬だけで治らない」ことが明らかになっていった時に「本当に診断はうつ病なのか？」と見直すのではなく、今度は「診断にかかわらず症状が改善する」と「遅効性覚醒剤リタリン」（本来医学的に有効とされるのは睡眠異常のナルコレプシーという特殊な脳波異常疾患のみ）の乱処方が始まりました。患者による乱用の前に医師による乱処方が先行したのです。ついに大量の依存症患者が生み出され死亡者まで出現したことにより、２００７年暮れにリタリンによる治療対象から「うつ病の適応」がようやく削除されました。

しかし、精神科医の側からは「うつ病を治療すると称して大量の薬物依存症患者を生み出してしまった」という反省の弁は全くあがりませんでした。当時の患者たちは「いい薬だったのに使えなくなって残念だねえ」という精神科医のつぶやきのみを伝えています。

反省能力の欠如はやがて「デパス」「ベゲタミン」という依存性薬物のさらなる乱処方や、「多剤併用大量処方」のとめどもない蔓延につながり、２００９年に毎日新聞は「**精神科処方薬依存症**」という言葉を世に送り出しました（２０１３年2月「精神科処方の向精神薬依存症がシンナーなど有機溶剤を上回る」毎日新聞）。

「うつ病」の迷走

２００８年～２００９年にかけて「薬だけで確実に治る心の風邪」「うつ病」が治らないことで「うつ病」診断を修正する代わりに、３つの「言葉をもてあそぶ言い訳」が派生しました。

「精神障害とは関係なく経済的困窮により自殺する」

「うつ病に似ているが別の病気である躁うつ病（双極性障害Ⅱ型）」

「タレント精神科女医のKが発明した新型うつ病」です。

これらの「逃げ口」は「うつ病」を否定するためでも代替するためでもなく、「主力として温存」するための補強策として機能してきました。

「経済的理由による自殺」は自殺の問題を経済問題にすりかえることで「薬だけで治らないうつ病」の負担を肩代わりしました。統計学者たちが何度も「景気と自殺の間に因果関係は見出せない」と断言しているにもかかわらずです。

「うつ病と違う」と言いながら「遺伝性脳病で治療法は薬物治療のみ」で基本的にはうつ病と変わりはない「躁うつ病」は、うつ病破綻により本当の「心の病（ＰＴＳＤ・神経症）」へ関心が戻ることを妨害しました。

「新型うつ病」は「元気が出ずに何もできない」はずの「うつ病」患者が、病気休職して「遊び回る」現象を無理やり「うつ病」の枠に封じ込めるために有効でした。

「うつ病ではない」

日本社会と日本精神医療の破壊を続ける「うつ病」診断を、なんとか強制終了しようとする医学界内部からの試みも何回か実施されました。著名な精神科医である中安信夫は２００８年１０４回日本精神神経学会学術総会（東京）で「うつ病ではない～大うつ病性障害〔ＤＳＭ＝Diagnostic and Statistical Manual of Mental Disorders（米国精神医学会による精神障害の診断と統計の手引き）〕とは成因を問わない抑うつ症状群である」という講演を行いました。「遺伝性脳病の内因性うつ病ではなく心因性の抑うつ症状である」と明言したのです。

ＤＳＭには「うつ病」ではなく「大うつ病」と記載されており、これは本来「うつ状態」しか意味しません。「うつ状態」には「心因性」と「遺伝性脳病性」の両方が含まれます。

ところが「心因性うつ状態」も「遺伝性脳病性うつ状態」も「大うつ病」に放り込まれた後で「大うつ病（うつ状態）」↓（遺伝脳病）うつ病」に変換される「**言葉のマネーロンダリング**」のからくりを指摘したのです。しかし中安の言葉も「躁うつ病」や「新型うつ病」の「偽りの言葉の嵐」の中でかき消されました。

２０１０年『精神神経学雑誌』11号では井原裕が「うつ病臨床における『えせ契約』についての」により、極めて率直に「内因性うつ病ではない」と訴えましたがやはり反応はありませんでした。

２００９年10月には「日本医師会」から全会員（精神科医も含む）への毎月の配布物の

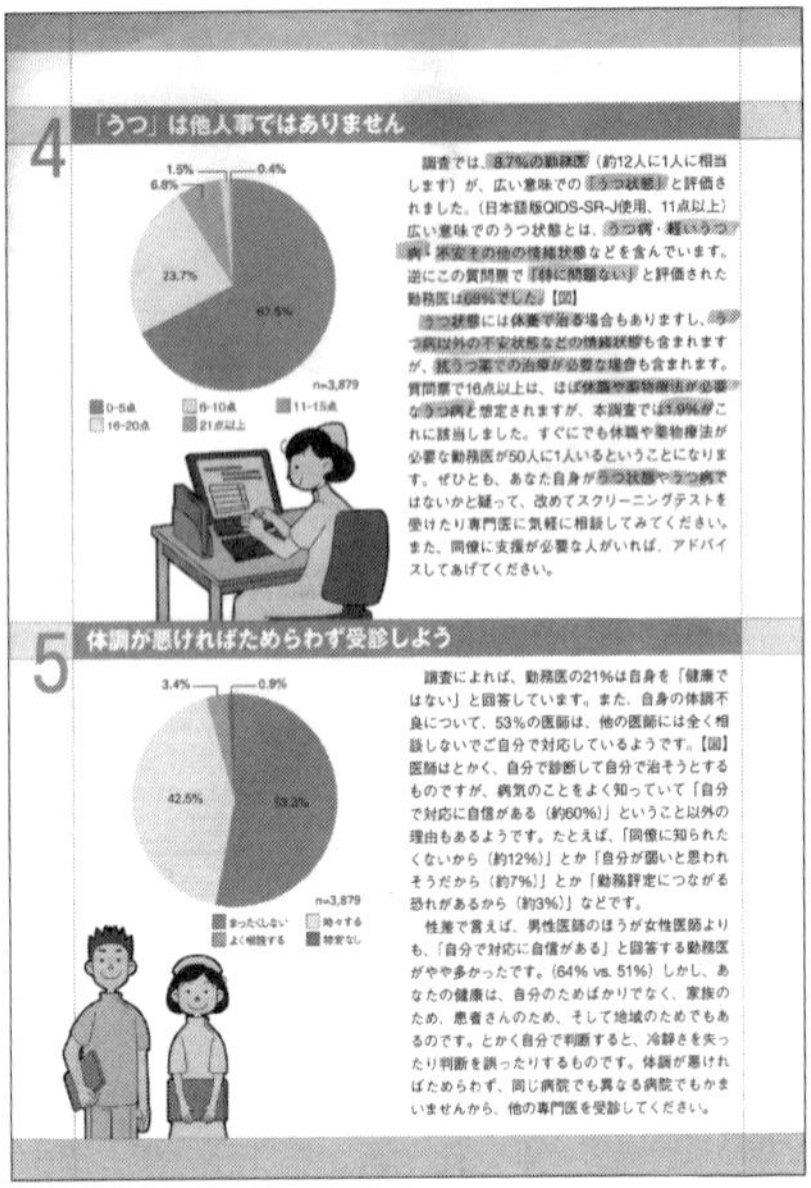

4 「うつ」は他人事ではありません

調査では、8.7%の勤務医（約12人に1人に相当します）が、広い意味での「うつ状態」と評価されました。（日本語版QIDS-SR-J使用、11点以上）広い意味でのうつ状態とは、うつ病・軽いうつ病・不安その他の情緒状態などを含んでいます。逆にこの質問票で「特に問題ない」と評価された勤務医は68%でした。【図】

うつ状態には休養で治る場合もありますし、うつ病以外の不安状態などの情緒状態も含まれますが、抗うつ薬での治療が必要な場合も含まれます。質問票で16点以上は、ほぼ休職や薬物療法が必要なうつ病と想定されますが、本調査では1.9%がこれに該当しました。すぐにでも休職や薬物療法が必要な勤務医が50人に1人いるということになります。ぜひとも、あなた自身がうつ状態やうつ病ではないかと疑って、改めてスクリーニングテストを受けたり専門医に気軽に相談してみてください。また、同僚に支援が必要な人がいれば、アドバイスしてあげてください。

5 体調が悪ければためらわず受診しよう

調査によれば、勤務医の21%は自身を「健康ではない」と回答しています。また、自身の体調不良について、53%の医師は、他の医師には全く相談しないでご自分で対応しているようです。【図】医師はとかく、自分で診断して自分で治そうとするものですが、病気のことをよく知っていて「自分で対応に自信がある（約60%）」ということ以外の理由もあるようです。たとえば、「同僚に知られたくないから（約12%）」とか「自分が弱いと思われそうだから（約7%）」とか「勤務評定につながる恐れがあるから（約3%）」などです。

性差で言えば、男性医師のほうが女性医師よりも、「自分で対応に自信がある」と回答する勤務医がやや多かったです。（64% vs. 51%）しかし、あなたの健康は、自分のためばかりでなく、家族のため、患者さんのため、そして地域のためでもあるのです。とかく自分で判断すると、冷静さを失ったり判断を誤ったりするものです。体調が悪ければためらわず、同じ病院でも異なる病院でもかまいませんから、他の専門医を受診してください。

日本医師会のパンフ

中に、一枚のパンフレットが入っていました。それは勤務医の「うつ状態」についての調査結果解説でした。勤務医の「3人に1人」が「うつ状態」であるが、「薬物治療」の対象となる「（内因性）うつ病」はその中のほんの一握りに過ぎないという内容でした。残りの「うつ状態」は「PTSD（不安その他の情緒状態）」と「抑うつ神経症（軽いうつ病）」の「うつ状態」であり、薬物治療の対象にはならないことが簡潔明瞭に書かれていました。

このパンフレット配布後に、当然そのパンフレットを読んだ精神科医たちが書いているブログなどで「言葉」に混乱が生じているのが手に取るようにわかりました。それまで一律「うつ病」と断言して表現されていたのが、「うつ状態」「うつ症状」と表現を模索していました。やがて2010年に意味不明な『**うつ**』という「偽りの言葉」が出現したのです。

「うつ状態」「うつ症状」では「どの診断の状態像・症状ですか？」という質問が必ず返ってきます。しかし「うつ」なら、今まで通り「うつ病の薬物治療」に変更がないふりができます。しかし「ＰＴＳＤや神経症のうつ状態のことですか？」と万が一に問われても、「そうです、ＰＴＳＤや神経症のうつ状態です」と答えることもできます。厳密に問われない限りは「うつ」で通せばいい便利な「言葉」です。

あきれたことに２００９年９月に政権交代した民主党政権においても、２０１０年３月の最初の「自殺対策強化月間」で「うつ対策」という「言葉」が広報記事の見出しに採用されたのです。もちろん記事の内容を読めば「うつ病」と書いてあります。それは政権復活した自民党政権における２０１３年３月の自殺対策強化月間の広報でも同じことです。目につく場所には「うつ」という言葉が配されています。

さらには２０１０年には「**発達障害（の２次的なうつ）**」もいきなり登場しました。それまで「児童精神医学」が存在せず、私も含めて精神科医のほとんどが「アスペルガーという概念を聞いたことがある」程度だった日本に、「遺伝性脳病の発達障害」診断の爆発的な増加と「専門家」による「子供たちへの薬漬け」が始まりました。

当時ネットで相談を受けていた関東の児童虐待トラウマＰＴＳＤ女性患者から、彼女の成人のボーイフレンドがそれまで長いこと「（治らない）うつ病」と診断されていたのに、２０１０年にいきなり「発達障害」と診断され「治療」として「ハンカチ落とし」をさせられたと連絡がありました。もちろんその青年にも外傷体験はありました。

また夫のDVから逃げ出した母子の子供の方に「心の異変」が生じているのに、「発達障害」とされ投薬されている例も知りました。

普通に就学歴・就労歴のある成人患者たちが「知能検査」を施行されて、その「検査結果」を元に「発達障害」と診断され「薬物治療」されるという現象がいきなり全国で多発しました。

結果としてもたらされたのは、翌年2011年3月10日朝日新聞に報道された「幼児に向精神薬処方3割〜成長への影響懸念」という記事の内容の惨事でした。それは2007年の「医師の処方によるリタリン依存症の蔓延」記事と驚くほど似た印象を与えましたが、リタリンの「うつ病」への使用中止と異なり、この問題には厚労省は何の歯止めもかけていない状況です。

一方では2012年「大津・いじめ自殺」や2013年「桜宮高校・体罰自殺」や2014年「西東京市・虐待自殺」や2016年「広島県府中町・誤指導自殺」の発生により、子供へのいじめ・体罰・虐待・誤指導がトラウマになりPTSD発病による自殺が起きました。毎年のように「史上最多」を更新する児童虐待・児童（ポルノ）性的虐待被害も、これまで事実上放置されてきたことにより、爆発的顕在化が起きています。

「3・11」福島原発事故と東日本大震災

そしてあの「3・11」が発生しました。東日本大震災とそれに続く福島原発事故です。日本中の精神科医があの阪神大震災の時以上に「心のケア」に飛び出していきました。あの時は神戸の中井久夫医師が呼びかけた結果でしたが、今回は自発的・反射的なものでした。

しかし、阪神大震災における「心のケア」活動は日本社会と日本精神医学に心因性精神障害である「PTSD」の存在を認知させる結果となりましたが、「3・11」による「心のケア」は2006年以来の「うつ病誤診・PTSD否認」の蔓延の上で行われました。あれだけの惨事であり、永久に続く放射能汚染とその「恐怖」がまき散らされながら「うつ病ではない」「PTSDである」という方向への軌道修正は行われませんでした。

また、岩手・宮城の津波被害と福島の放射能汚染に対する「心のケア」には差がありました。岩手・宮城に派遣されたチーム数に比べ福島に展開した「心のケア」チームは極端に少なかったのです。精神科医や医療スタッフが当然「放射能被ばく」を恐れたからではありますが、被ばくを恐れず現地に赴くべきだったというわけではありません。

PTSDケア・キュアの第一原則は「安全確保」です。医療者も恐れて近寄らない放射能汚染地帯にケアすべき住民が残っていることがおかしいのであって、恐れずにすむ安全地帯まで「**住民の大規模避難**」を精神医学の立場から訴えるのが精神科医の本来の役割だったのです。

3・11以後

２０１２年になると急速に「心のケア」ブームも再び消えていきましたが、さりとて「うつ病」が「薬」で治らないという現実も年々時間を重ねていきました。

その問題から注意をそらすかのごとく「女医Kの新型うつ病」を「現代型うつ病」と言い換えたりして、再び語る精神科医が増えていきました。女医K自身は、３・11後は自らの「躁的防衛」のために無意味で無責任なおしゃべりを発信し続けていましたが、自らが生み出した「新型うつ病」には沈黙し全く触れようとしませんでした。

その「焦点ずらし」に冷水をぶっかけたのは「日本うつ病学会」そのものでした。7月26日に発表した「大うつ病性障害治療ガイドライン」で、

「**新型うつ病というものの存在は認めない**」

「軽症の大うつ病（うつ状態）に薬物治療は有効ではない」

「重度・中等症のうつ状態（うつ病）の治療でも原則単剤治療とする」

新聞ではこの3点だけ一面トップで伝えましたが解説記事もなく、私自身も発表の要旨はそれだけだと思っていました。ところがネットで偶然ガイドラインをダウンロードしていて61ページ中の10ページ目に、「相当数のＰＴＳＤ・神経症のうつ状態が存在し予後が悪い（薬は無効で重症である）」という一文が含まれていることに気がつきました。

おそらく他の精神科医もその意味に気がついたのでしょう。「適応障害」という診断名を２０１２年暮れにしきりに見かけるようになりました。

それまで「心の病」と言いながら「遺伝性脳病のうつ病」の「心因・環境因」に一切触れないようにしていたのが、「うつ病ではなく心因性精神障害のＰＴＳＤ・神経症のうつ状態（大うつ病）である」という修正に対して、「心因・環境因による適応障害」という「偽りの言葉」が紡がれました。

「適応障害」とは「心因性精神障害」を「否定」したドイツ精神医学の「心因反応」のことです。「心因」に自然に「反応」しているだけで時間が経てば元に戻るから精神医学が関与する精神疾患ではないという意味です。

「ＰＴＳＤ・神経症」の代わりに「適応障害」を用いる時には、「心因（ストレス）」といってもとりあげるのは「最近少し困っていること（人間関係・経済状態）」のみで、生育歴までさかのぼった虐待などの深刻な「心因（トラウマ）」は「回避」「否認」しています。

２０１３年4月にはＤＳＭ-5から「アスペルガー症候群」が削除されるということが報道されました。「広汎性発達障害の超拡大診断」とセットになった「向精神薬の子供への過剰投与」への反省によるものでした。しかし日本が、広汎性発達障害概念の末期に便乗しその被害を拡大したことへの反省の声は聞かれないまま、発達障害が片肺の「ＡＤＨＤ」だけになっても「大人のＡＤＨＤの薬漬け」にまで拡大を続けているのが現状です。

ＰＴＳＤのＳＳＲＩ治療

２０１３年9月にＪＳＴＳＳ（日本トラウマティック・ストレス学会：日本ＰＴＳＤ学会）が「初めてのＰＴＳＤの治療指針」を新聞紙上で発表しました。ＪＳＴＳＳの設立は「２００２年」です。そこには２０１１年の３・11福島原発事故・東日本大震災で話題になった「**ＥＭＤＲ**（眼球運動による脱感作と再処理療法）」はなく、２００８年１０４回日本精神神経学会学術総会で飛鳥井望が唯一推奨した「**曝露療法**」もありませんでした。アメリカがＳＳＲＩで消すはずだったトラウマ（フラッシュバック）を「傾聴」した上で「ＳＳＲＩ（パキシル・Ｊゾロフト）」を処方する「治療」のみが記載されていました。

２０１３年11月に厚労省は「ＰＴＳＤ治療薬」としてパキシル（一般名パロキセチン）

を、2015年3月にJゾロフト（一般名セルトラリン）を「初めて認可」しました。

PTSD治療薬としてのSSRIの国内治験は全て中途で中断終了（アメリカがトラウマを消す治療効果がないことを認めたため）されていましたが、「海外では広く治療薬として認められている」からという理由で国内治験をバイパスして認可されました。

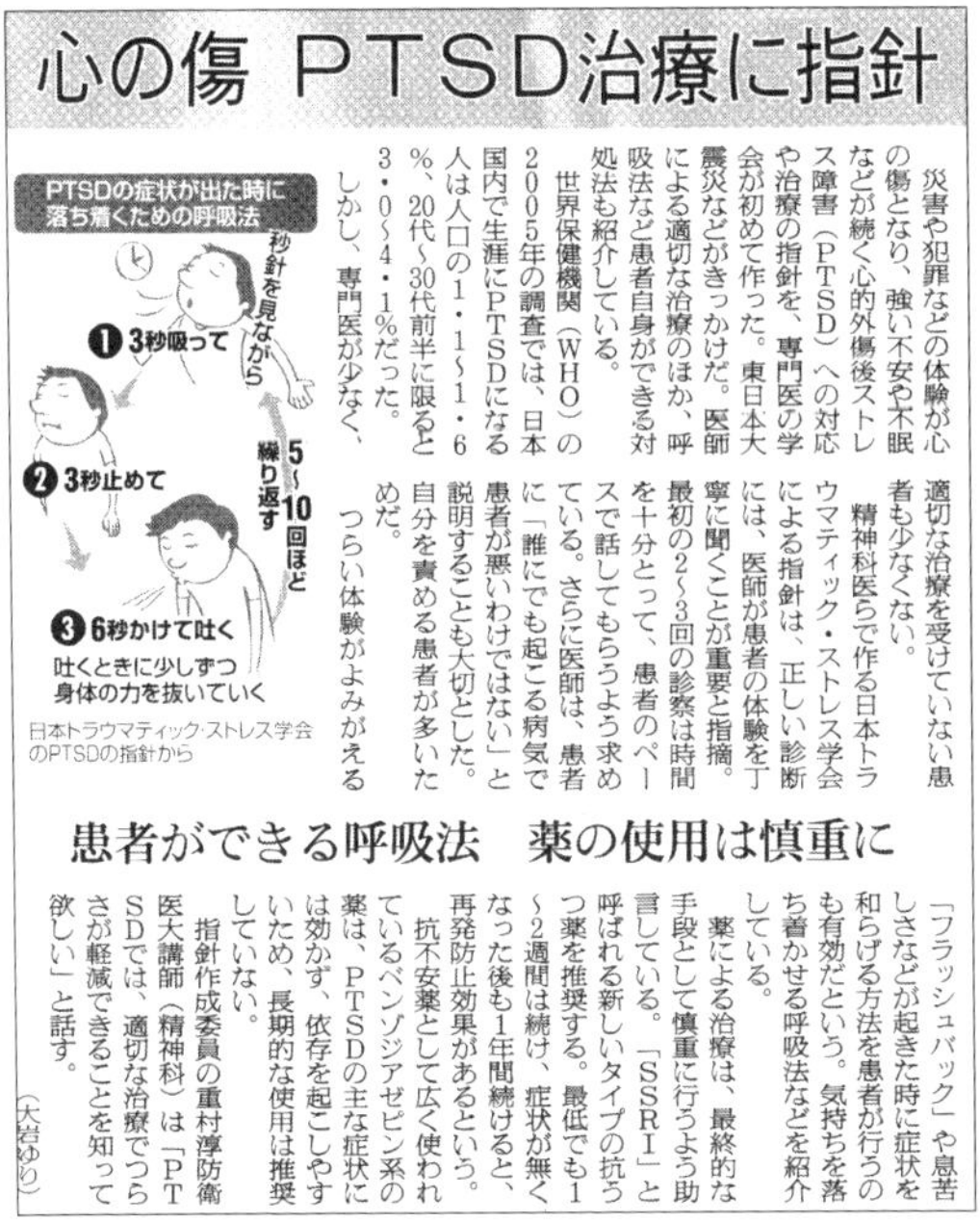

心の傷 PTSD治療に指針

災害や犯罪などの体験が心の傷となり、強い不安や不眠などが続く心的外傷後ストレス障害（PTSD）への対応や治療の指針を、専門医の学会が初めて作った。東日本大震災などがきっかけだ。医師による適切な治療のほか、呼吸法など患者自身ができる対処法も紹介している。

世界保健機関（WHO）の2005年の調査では、日本国内で生涯にPTSDになる人は人口の1・1〜1・6%、20代〜30代前半に限ると3・0〜4・1%だった。

しかし、専門医が少なく、適切な治療を受けていない患者も少なくない。

精神科医らで作る日本トラウマティック・ストレス学会による指針は、正しい診断には、医師が患者の体験を丁寧に聞くことが重要と指摘。最初の2〜3回の診察は時間を十分とって、患者のペースで話してもらうよう求めている。さらに医師は、患者に「誰にでも起こる病気で患者が悪いわけではない」と説明することも大切とした。自分を責める患者が多いためだ。

つらい体験がよみがえる

PTSDの症状が出た時に落ち着くための呼吸法
秒針を見ながら
❶3秒吸って
❷3秒止めて
❸6秒かけて吐く
吐くときに少しずつ身体の力を抜いていく
5〜10回ほど繰り返す
日本トラウマティック・ストレス学会のPTSDの指針から

患者ができる呼吸法　薬の使用は慎重に

「フラッシュバック」や息苦しさなどが起きた時に症状を和らげる方法を患者が行うのも有効だという。気持ちを落ち着かせる呼吸法などを紹介している。

薬による治療は、最終的な手段として慎重に行うよう助言している。「SSRI」と呼ばれる新しいタイプの抗うつ薬を推奨する。最低でも1〜2週間は続け、症状が無くなった後も1年間続けると、再発防止効果があるという。

抗不安薬として広く使われているベンゾジアゼピン系の薬は、PTSDの主な症状には効かず、依存を起こしやすいため、長期的な使用は推奨していない。

指針作成委員の重村淳防衛医大講師（精神科）は「PTSDでは、適切な治療でつらさが軽減できることを知って欲しい」と話す。

（大岩ゆり）

朝日新聞　2013年9月17日の記事

この治療方法は第6章で後述する私が発見した「中核トラウマ強化受容療法」の薬物療法そのものだったのです。

ほとんどの関係者はアメリカが「SSRIでトラウマを消す」ことに失敗したのは知っているので、「PTSDの2次的な不安や抑うつを楽にする」と、何の「科学的エビデンス（証拠）」もない説明でごまかしています。

心のケアへ 専門家チーム

避難所回り被災者と対話

土砂災害を受け、大規模な災害の直後から被災者らの心のケアを担う「災害派遣精神医療チーム」（DPAT）が、全国初の活動を始めた。心的外傷後ストレス障害（PTSD）や、精神科に通っていた被災者の状態悪化を防ぐ。

DPATは、精神科の医師や看護師、保健師ら数人で1チームを構成する。災害発生後、速やかに避難所などに行き、交代しながら数週間から数カ月間活動する。東日本大震災で医師や保健師らの活動がバラバラなどと指摘され、厚生労働省が昨年4月、都道府県や政令指定市にチームづくりを呼びかけた。広島県によると今回が全国初の災害現場での活動だという。

22日夜から23日にかけて、三つのチームが5カ所の避難所で被災者の相談に応じた。家族を亡くしてショックの大きい人やストレスで不眠の症状が強まった人がいたという。医師の一人、広島市精神保健福祉センターの皆川英明所長は「避難者は疲労が限界に達しており、支援が必要な人が多いと感じた」と話す。

広島県健康福祉局の笠松淳也局長は「継続的なケアで、被災者のストレスや不安を少しでも和らげたい」と語った。

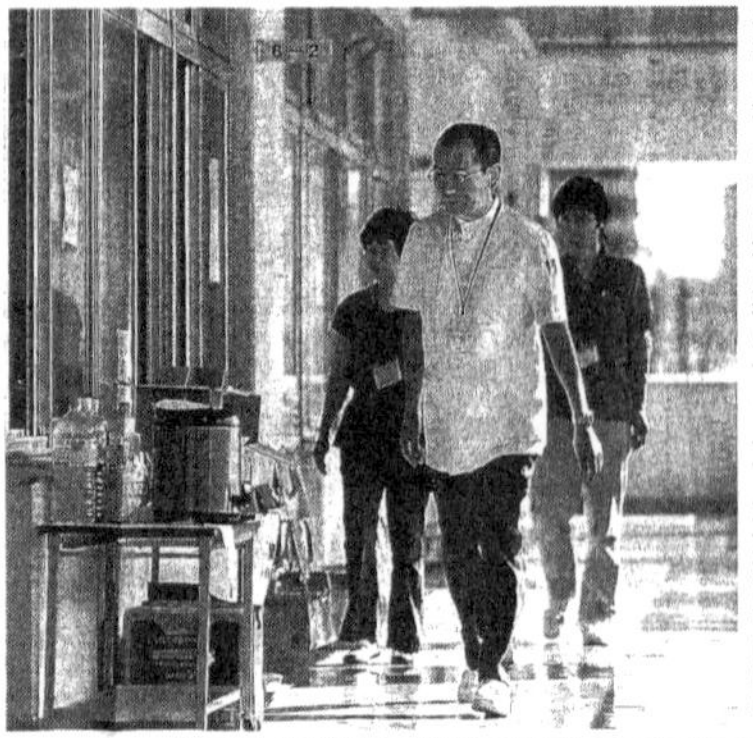

避難所の状況をチェックするDPATのチーム＝23日、広島市安佐南区緑井、杉本康弘撮影

朝日新聞2014年8月24日の記事

「DPAT」・広島市土砂災害と「情短」

2014年になり厚労省はそれまであった「DMAT（災害派遣医療チーム）」を参考に、東日本大震災の「こころのケアチーム」を組織化し、被災者のPTSD予防などを目的とした**「DPAT（ディーパット・災害派遣精神医療チーム）」**を発足させました。

また児童虐待PTSDの治療を目的とした「情短（情緒障害児短期治療施設）」の新増設の方針も打ち出しました。

不幸なことに2014年8月20日に死者77人を出した広島市土砂災害は、その初出動になり精神科医が組織的に動員されました。

続いて起きた9月27日の長野県御嶽山噴火（死者・行方不明63人）が2度目のDPAT出動になりましたが、11月22日の長野県北部白馬村地震には出動がなく、「3回目の出動」となる2016年4月14日の熊本巨大地震までDPATの出動はありませんでした。

2014年には頻繁にみかけた「情短」新増設のニュースの続報もほとんど見かけなくなりました。

「うつ病」ドイツ人パイロットの急降下自殺と広島空港着陸失敗事故

2015年3月27日に28歳のドイツ人パイロットが150人の乗客（日本人2人を含む）を道連れにヨーロッパアルプスに「急降下自殺」しました。

このパイロットは自殺前に「41人の医師」が診て「うつ病」と診断治療されていましたが、自殺直前に「ハーフマラソンに参加する」など「うつ病」としては不可解な病態を示していました。

自宅捜索で大量の向精神薬が発見され、当然ながら抗うつ薬による「アクチベーション・シンドローム（殺人・自殺衝動）」が疑われました。

CINP（国際神経精神薬理学会）はこの事件を受けて、2015年4月21日に東京で「精神障害の仕組みは複雑で客観的な診断法がなく、薬物療法も貢献していない」と声明を発表しました。

またこの事件直後に起きた２０１５年4月14日の広島空港アシアナ機着陸失敗事故では、死者は出ませんでしたが出火し、ドイツ機事件を知っていた乗客は脱出に際して大パニックになりましたがＤＰＡＴ出動はありませんでした。

鬼怒川氾濫・軽井沢スキーバス転落事故・相模原大量殺人

２０１５〜２０１６年に首都圏で起きた重大災害・事故・事件としては、２０１５年9月9〜11日の鬼怒川氾濫（死者14人：筑波大学だけが心のケア）、２０１６年1月15日の軽井沢スキーバス転落事故（死者15人：死亡した大学生の所属する各大学に心のケアは丸投げ）、7月26日に起きた相模原大量殺人（死者19人、負傷者26人：施設職員のＰＴＳＤ発病に労災が認定）がありますがＤＰＡＴは出動していません。

２０１６年10月21日に起きた鳥取地震にも12月22日に起きた糸魚川大火にもＤＰＡＴは出動していません。２０１７年3月27日に起きて高校生8人が死亡した栃木県那須雪崩にはＤＰＡＴが出動したようです。

警察から精神科医への
暴力被害トラウマPTSD治療の要請

一方で2016年から警察が治療費用を1年間負担する代わりに「レイプ被害者」「犯罪被害者」「DV・ストーカー被害者」「交通死亡事故関係者」の「PTSD治療」を行うように、精神科医は求められることになりました。

「ストーカー加害者」の治療も警察は精神科医に求めています。診断は遺伝病の「人格障害」のようですが、どうやって治療するのでしょうか？

2017年7月24日に放映された日本テレビの「ザ！世界仰天ニュース」の「ストーカー治療」ネタに対して電話で「医療監修」の依頼がありました。内容的に納得できなかったので依頼は成立しませんでした。番組を見ると他の精神科医の名前もありませんでした。

第2章

向精神薬単剤治療とPTSD薬物治療の臨床症例報告

13年間の学術発表歴

1 「児童期虐待の被害経験者が複雑性ＰＴＳＤを呈した1例」（『広島医学』２００4年）
2 「戦争関連心的外傷により高齢者が複雑性ＰＴＳＤを呈し暗示療法とパロキセチンにより回復した1例」（『広島医学』２００4年）
3 「るいそう、下肢麻痺など多彩な症状を呈した複雑性ＰＴＳＤに精神療法と薬物療法が著効した1例」（膵臓癌術後ＰＴＳＤ）（『広島医学』２００5年）
4 「不安症状の背後に心的外傷を認めた2症例」（『広島医学』２００6年）
5 「事故受傷による単純型ＰＴＳＤの1例～複雑性ＰＴＳＤの3症例との比較」（『広島医学』２００6年）
6 「東京大空襲被災と広島原子爆弾被爆の両方を経験し複雑性ＰＴＳＤを呈した1例」（『広島医学』２００6年）
7 「元帝国陸軍兵士が複雑性ＰＴＳＤを呈した1例」（『広島医学』２００7年）
8 「心的外傷による解離性の幻覚妄想にパロキセチン単剤が著効した1例」（２００7年113回周南医学会）
9 「リスペリドン内用液が古い外傷記憶を活性化させた急性ストレス障害（ＡＳＤ）の1

例」（２００８年１１４回周南医学会）

10「児童虐待の外傷体験を伴う非歯原性歯痛にセルトラリンが著効した１例」（２００９年１１５回周南医学会）

11「広島原爆３歳時被爆者が原因不明の肝炎発病後にパニック症状を認めタンドスピロン単剤が著効した１例」（２０１０年１１６回周南医学会）

12「岩国大空襲を目撃した高齢者の強い希死念慮と自殺企図にリスペリドン内用液単剤が著効した複雑性ＰＴＳＤの１例」（２０１１年１１７回周南医学会）

13「幼児期呉大空襲被災者の強い希死念慮と自殺企図の背後に思春期レイプトラウマを認めた複雑性ＰＴＳＤの１例」（２０１２年１１８回周南医学会）

14「自傷を主訴としラポールとタンドスピロンでトラウマとしての幻想（ファンタジー）を想起したフロイト型ＰＴＳＤ（神経症）の１例」（２０１３年１１９回周南医学会）

15「誘因としてのトラウマを想起して再発を防いだ統合失調症の１例〜ＰＴＳＤとの無意識構造の比較による統合失調症の再定義」（２０１４年１２０回周南医学会）

16「リスペリドン服用で敗戦後少年施設性的虐待の加害者トラウマを想起し宗教妄想消失した複雑性ＰＴＳＤの１例」（２０１５年１２１回周南医学会）

17「統合失調症として子供の首を絞めたフロイト型ＰＴＳＤ（神経症）のセルトラリン治療」（２０１６年１２２回周南医学会）

18 「外傷体験を伴う解離性の幻覚妄想症状にパロキセチン単剤が著効した1例」
（2008年104回日本精神神経学会学術総会：東京）

19 「リスペリドン内用液が古い外傷記憶を活性化させた急性ストレス障害の1例」
（2009年105回総会：神戸）

20 「児童期に広島北西山間部で原爆による『黒い雨』を浴びた複雑性PTSD患者にタンドスピロン・SDAが著効した1例」

21 「パロキセチン単剤で治療中に患者が殺人への衝動を訴えたが回避できた複雑性PTSDの1例〜SSRIによるアクチベーション・シンドローム発生の予測と対策」
（2010年106回総会：広島平和記念公園内広島国際会議場）

22 「広島原子爆弾3歳時被爆者が原因不明の肝炎発病後にパニック症状を呈しタンドスピロン単剤が著効した1例〜放射能への間接的恐怖がPTSD発病に与える影響」
（2011年107回総会：東京：福島原発事故のため秋に延期）

23 「長期治療患者がパロキセチン服用後に広島原子爆弾による北西山間部黒い雨を浴びたトラウマを想起した複雑性PTSDの1例」（2012年108回総会：札幌）

24 「関東から広島へ転居直後に発病した福島原発放射能トラウマPTSDのSDA治療例」

25 「SSRI服用中に中学時いじめトラウマが想起された複雑性PTSDの1例」

26「トラウマの再演としてのギャンブル依存をフルボキサミン単剤が抑制した１例」（２０１３年１０９回総会：博多）

27「広島原子爆弾放射能恐怖トラウマによる晩発性複雑性ＰＴＳＤの３症例〜乳児・４歳児・看護師被爆」

28「ラポールとタンドスピロンでトラウマとしての幻想（ファンタジー）を想起したフロイト型ＰＴＳＤ（神経症）症例」（２０１４年１１０回総会：横浜）

29「広島原爆遺児の転換性筋委縮にＳＳＲＩが著効した晩発性複雑性ＰＴＳＤ症例」

30「治療開始１年後のＳＳＲＩ処方がトラウマ関連記憶を刺激した産後ＰＴＳＤ症例」

31「誘因としてのトラウマを想起して再発を防いだ統合失調症の１例〜ＰＴＳＤとの比較」（２０１５年１１１回総会：大阪）

32「統合失調症と診断されてきた広島原爆ＰＴＳＤにパロキセチン単剤が有効だった例」

33「新型うつ病に似た遅発性交通事故ＰＴＳＤにセルトラリンが著効した例」（２０１６年１１２回総会：千葉幕張）

34「パロキセチン単剤で治療中に患者が攻撃衝動を訴えたが回避できた複雑性ＰＴＳＤの１例」（２００９年50回中国四国精神神経学会：松江）

35「発癌への恐怖を抱く長崎原子爆弾被爆２世に解離症状と自殺企図を認めた１例」（２０１０年51回中国四国精神神経学会：米子）

36「広島市新交通システム（アストラムライン）橋げた落下事故関係者の解離性幻覚妄想症状にリスペリドン液とパロキセチンが著効した複雑性ＰＴＳＤの1例」（２０１１年52回中国四国精神神経学会：高知）
37「岩国大空襲を目撃した高齢者の強い希死念慮と自殺企図にリスペリドン内用液単剤が著効した複雑性ＰＴＳＤの1例」（２０１２年53回中国四国精神神経学会：岡山）
38「広島長崎原子爆弾放射能トラウマＰＴＳＤの5症例とラポール・新規向精神薬治療について」（２０１２年第1回日本精神科医学会学術大会：大阪）
39「広島長崎原子爆弾・福島原発事故放射能恐怖トラウマＰＴＳＤの9症例と他ＰＴＳＤの18症例のラポール・傾聴・新規向精神薬キュア（治療）」
40「主訴自傷としてラポールとタンドスピロン・ＳＳＲＩでトラウマとしての幻想（ファンタジー）を想起したフロイト型ＰＴＳＤ（神経症）の1例」（２０１４年第3回大会：名古屋）
41「統合失調症と診断されてきた広島原爆被爆者の抗精神病薬無効症状にパロキセチン単剤が有効だった複雑性ＰＴＳＤの1例」
42「幼児期呉大空襲被災者の強い希死念慮と割腹による自殺企図の背後に思春期レイプトラウマを認めた晩発性複雑性ＰＴＳＤの1例」（２０１５年第4回大会：沖縄）
43「関東から広島に転居直後に発病した福島原発事故放射能恐怖トラウマＰＴＳＤの

ＳＤＡによる『化学的フラッシュバック誘発療法』」

44「ホームレスになった放射能恐怖を抱く広島原爆被爆2世の解離性健忘にリスペリドン液が回復作用した複雑性ＰＴＳＤの１例」（２０１６年第5回大会：仙台）

45「精神科専門病院における長期入院慢性統合失調症受け持ち患者のハロペリドール処方全廃成功と並行して行われた開放処遇推進の試みについて」（２００９年１０５回日本精神神経学会学術総会：神戸）

46「精神科専門病院における長期入院慢性統合失調症受け持ち患者のハロペリドール全廃成功に伴う新規抗精神病薬単剤化と開放処遇推進の試みについて」（２００９年50回中国四国精神神経学会：松江）

47「精神科病院長期入院受け持ち患者１２９人のハロペリドール・バルビタール酸睡眠薬全廃成功と新規抗精神病薬単剤化推進の試みについて」（２０１０年51回中国四国精神神経学会：米子）

48「精神科病院長期入院受け持ち患者１２９人のハロペリドール・バルビタール酸睡眠薬全廃成功と新規抗精神病薬単剤化率90％台達成についての報告」（２０１１年１０7回日本精神神経学会学術総会：東京）

49「精神科病院長期入院受け持ち患者１２９人のハロペリドール・バルビタール酸睡眠薬全廃成功と新規抗精神病薬単剤化率92・１％達成報告」

50「アリピプラゾール液単剤による離脱せん妄治療後にアルコール依存症への心理的『否認』機制が消失し専門治療へ橋渡しができた1例」（2012年第1回日本精神科医学会学術大会：大阪）

51「新規抗精神病薬液剤・口腔内崩壊錠単剤のみによる急性期治療の3症例」（2011年52回中国四国精神神経学会：高知）

52「アリピプラゾール液単剤が著効したアルコール離脱せん妄と頭部術後せん妄の2例」（2012年108回日本精神神経学会学術総会：札幌）

53「保護室を必要とした不安定な患者を中心にリスペリドン内服単剤からリスペリドン持効性注射剤単剤に移行した12例〜パリペリドン使用患者突然死問題」（2012年53回中国四国精神神経学会：岡山）

54「抗精神病薬6剤併用プラスデポ剤使用（Cp値1800㎎）の精神科処方薬依存症患者のパリペリドンへの急速単剤化例」（2014年55回中国四国精神神経学会：下関）

55「長崎広島原子爆弾被爆2世の放射能恐怖トラウマPTSDの2症例」（2016年57回中国四国精神神経学会：松山）

56「首都圏での3年間の治療後の9週間の転医で完治に向かった面前DVトラウマPTSDの1例」

57「抗精神病薬6剤併用とハロマンス処方患者のパリペリドン急速単剤化例」

（２０１７年１１３回日本精神神経学会学術総会：名古屋）
理由なく発表採択されず「検閲」

58「敗戦後少年施設でのレイプ加害者のトラウマと仁義なき戦いへの参戦トラウマによるＰＴＳＤのリスペリドンキュア」

59「長崎広島原爆・福島原発ＰＴＳＤの12症例を含むＰＴＳＤ33症例の中核トラウマ強化受容療法または化学的フラッシュバック誘発療法」
（２０１７年第６回日本精神科医学会学術大会：広島の応募）

60「遺伝脳病内因性精神病の非定型精神病（ＭＩＴＳＵＤＡ病）の再発が心的外傷により形成された強迫的な妄想知覚症状により抑制されていた１例」
（１２３回周南医学会の応募）

61「北朝鮮の核の恐怖の影響下における広島原爆遺児ＰＴＳＤの晩発性増悪」
（58回中国四国精神神経学会：徳島の応募）

62「核という呪い〜１９４５広島・長崎、１９９９東海村、２０１１福島〜人のこころを壊し、人と人の間を切り裂くもの」
１９９９年東海村ＪＣＯ臨界事故の「被ばくＰＴＳＤ裁判」原告女性の息子であるフリーライター大泉実成との渡辺はま子さん「福島原発事故放射能恐怖トラウマＰＴＳＤ焼身自殺」裁判についての対談。

〔雑誌『g^2』（講談社）Vol.11（2012年）〕

※『広島医学』は広島県医師会雑誌。国営学術情報システム「リサーチマップ」で閲覧可能。

単剤治療発表と（長崎広島原爆）ＰＴＳＤの向精神薬治療症例報告

19世紀最大の実験物理学者マイケル・ファラデーの名言「研究し、完成し、発表しなさい」を、人類で初めてヒトゲノムを解読したジョン・クレイグ・ベンターも自伝の中で引用しています。

『蘭学の時代』（赤木昭夫著、中公新書）の中で「知識とはそれを生み出した個人から切り離すことはできない」と書かれています。

私の精神科臨床研究の基礎となったのは、第一に「精神科病院における向精神薬の単剤少量治療」です。今や日本の精神医療の「業病」というべき「多剤併用大量処方」に、「精神科病院内部」で戦いを挑み続けた結果なのです。

それは「電気治療」「依存性薬物処方」「精神外科（ロボトミー）」という他の「物理的治療」と称するものを、一切否定することを前提とした「薬物治療」でもあるのです。

「内因性精神病の単剤少量治療」の延長線上に存在したのが、「ＰＴＳＤの単剤治療症例報告」です。

内因性精神病の単剤治療で鍛えぬかれた鋭敏な感覚がＰＴＳＤ特有の向精神薬への反応を見抜き、「ＰＴＳＤと診断して薬物治療することで改善した↓ＰＴＳＤの確定診断」による「**日本最多のＰＴＳＤ33症例報告**」を可能にしたのです。

アメリカのＰＴＳＤ薬物治療研究が「向精神薬でトラウマ（フラッシュバック）を消す」方向性で２００６年には挫折したことにより、「一貫した新規向精神薬によるＰＴＳＤ治療研究」という内容は現時点で世界にも他に例がありません。

ＰＴＳＤの薬物治療の基礎が「**ＰＴＳＤの原点**」である「長崎広島原爆ＰＴＳＤ治療」であり、その延長として「福島原発事故放射能恐怖トラウマＰＴＳＤ治療」があるのです。

第3章

精神医学史＝精神医学≠脳科学

看護専門学校で何年も「精神医学」の講義をしていますが、卒業式の謝恩会で『精神医学の歴史』を教えてくださった末田先生です」と生徒に紹介されたことがあります。また授業の感想文に「精神医学というのは今の状態が昔からずっとそのまま続いているんだと思っていました」と書かれていたこともあります。

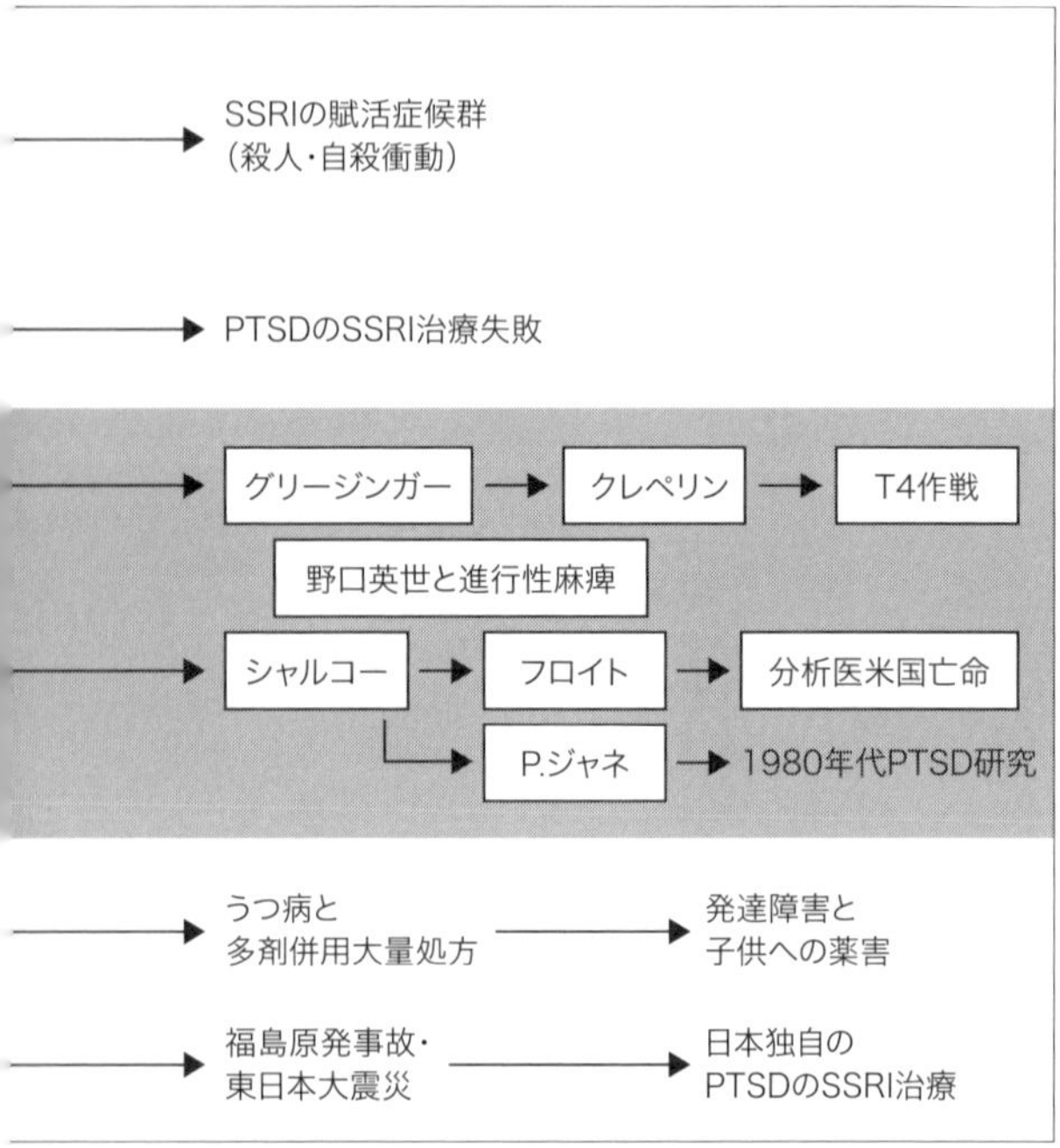

現在「精神医学とは脳科学である」とほとんどの人は「洗脳」されています。19世紀にも同じ「間違った考え」があり、これは歴史的には「**脳神話 neuromyths**」と呼ばれています。実際には21世紀の現在でも、「てんかん」「脳梅毒（進行性麻痺）」「アルツハイマー病などの脳変性認知症」以外の精神疾患の本質的な秘密は「脳科学」では何一つ解明されてはいないことは「常識」です。

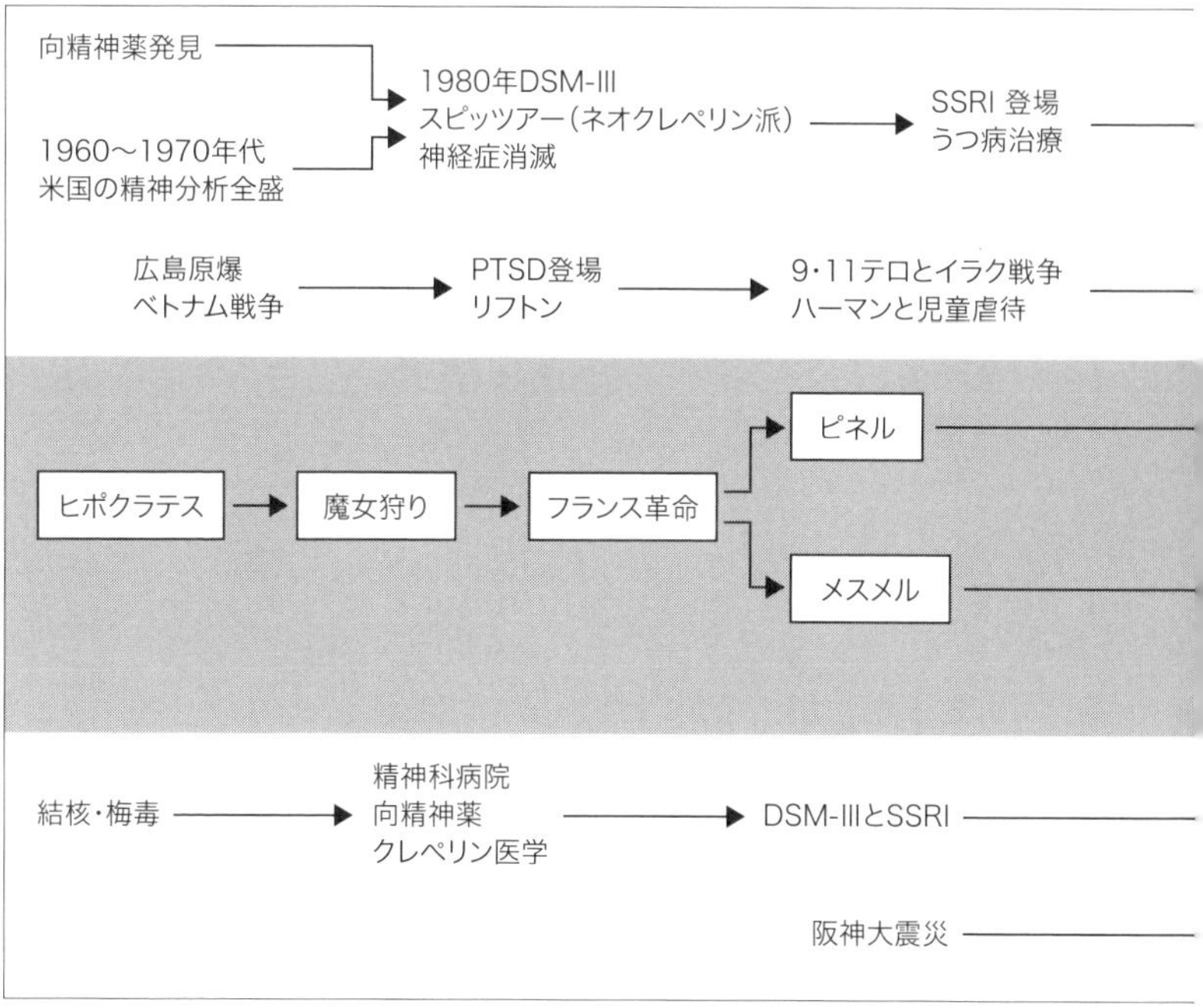

精神医学史

「ＰＴＳＤ・神経症」「統合失調症・躁うつ病・うつ病・非定型精神病」という重要な「精神疾患仮説」で、「脳科学」により証明されたものは何もありません。それは「精神医学史」を勉強しさえすれば、はっきりわかることです。「精神医学」とは「多くの精神科医の観察と推論と議論の集積により、脳科学では証明できない精神疾患について歴史的にここまでは合意に達しているという情報」です。つまり「精神医学史」を勉強することこそが「正しい精神医学」を学ぶことなのです。

「魔女狩り」以前の精神医学

精神医学の歴史は中世の「魔女狩り」抜きでは語れません。精神医学は「魔女狩り以前」と「魔女狩り以後」に分けることができます。「魔女狩り以前」の精神医学が古代ギリシャ・ローマ医学です。古代（精神）医学で最も重要な医師はヒポクラテスです。欧米の医学部では「ヒポクラテスの誓い」を復唱する儀式があるそうですが、ヒポクラテスは「医学の祖」とされながら「精神医学の祖」でもあります。

私が小学生の時の学習ノートにヒポクラテスのことが書かれていたことを今でも覚えています。彼は「てんかん」を「**神聖な病ではない**」と断言したのです。「神聖（宗教の対象）」ではなく「病（医学の対象）」であるという意味です。

彼にはそれを証明する科学的方法はありませんでしたが、「観察と推論」により正しい答えを出していたのです。

ハンス・ベルガー（独）とエドガー・エイドリアン（英）により1929〜1935年に「脳波計」が発明され、「てんかん」が脳を流れる微弱な電流の異常による疾患であることがわかりました。それまでは「てんかん」は「観察と推論により主観的・経験的に存在すると推定されるが客観的には存在を証明できない」精神医学の研究治療対象疾患だったのです（そして脳波計はてんかん以外の何物についても教えてはくれないのです）。

「魔女狩り」における「診断」

ところが「魔女狩り」の時代に「精神疾患」は再び「宗教」の対象となりました。西欧社会の「中世千年」の歴史が終わり「近世」に移行していく15〜18世紀の３００年間は、「増大する一方の精神障害」に対し「王・法皇・大学」という「権力」は既成の社会秩序を守るために「宗教による精神医学の否定」により対抗しようとしました。そのための「マニュアル（診断基準）」が１４８７年に書かれた『魔女への鉄槌（ハンマー）』という書物でした。

３世紀に及ぶベストセラーとなったこの「マニュアル」は現在でもペーパーバックで販売されており、映画「ダ・ヴィンチ・コード」にも登場しました。

この「マニュアル」により「**精神障害者とは魔女である**」という「**鬼神論 demonology**」に精神医学は屈服しました。最後に魔女の処刑がスイスで行われた１７８２年まで精神医学は医学から消滅していました。

では「魔女」とされた精神疾患患者はどのように「診断」されたのでしょう。

『魔女への鉄槌』では、「魔女」を疑われた者の全身を尖った「突き棒」で突いていて、

「無痛覚点」が存在することが「魔女」である証拠とされました。

ＰＴＳＤ研究の祖とされているフランス人精神科医のピエール・ジャネ（１８５９〜１９４７）は、ヒステリー（ＰＴＳＤ）患者の診察でルーチンとして「無痛覚点」の有無を確かめています。

現在の日本では「リストカッター」と呼ばれる自傷患者が社会と精神医療現場にあふれています。私は彼らを診察する時には、他の精神科医がまず確認することがない点について必ず質問をします。「自傷時の疼痛の有無」です。かなりの患者が「自傷時に痛みを感じなかった」と答えます。

魔女狩り以後の「２つの精神医学」

魔女狩りが終わり「近代精神医学」の歴史が始まるのは、常にフランス革命（１７８９年）時のパリの精神科医フィリップ・ピネル（１７４５〜１８２６）による「鎖からの解放」であるとされます。このフランス精神医学の流れは、「脳病の精神医学」であるドイツ精神医学に連なっていくのです。

ピネルは精神医学における最初の「カルテ」を作っただけでなく、そこに記録された「記述的症状」により「脳病の精神医学」に発展していく最初の「精神障害診断分類」を行いました。

しかし、彼は「鎖からの解放（精神障害者の拘束解除）」に関しては「解放しても危険のない患者」と「解放すると危険な患者」を見分けるための「臨床的観察眼」を有していました。それは彼の首尾一貫した病院勤務により培われた能力でした。

現在「脳病精神医学」の末裔である日本の精神科医が精神科に受診する人間全員を不必要に「薬漬け」にすることにより、「薬による拘束」で日本列島全体を「精神病棟化」しています。「**飲む拘束衣**」と呼ばれたベゲタミンの製造中止が決まったのは２０１６年のことです。

「鎖からの解放」以前の未開な状態に21世紀の平成日本全体があるということなのです。「歴史とは退化することもある」のだという情けない好例です。

一方で「もう一つの精神医学の潮流」である「心（無意識）の病の精神医学」もフランス革命時のパリで始まりました。これまではこの歴史的事実は精神医学の本流とされてきた「脳病の精神医学」からはほとんど無視されてきました。

磁気術師フランツ・アントン・メスメル（１７３４〜１８１５）はピネルと同じ１７７８年に革命前の落ち着かないパリに到着しました。成功の頂点と急激な転落を経験して１７８５年にパリを去りました。

彼が既存の医学をくつがえす科学上の大発見と考えていた「磁気術：マグネティズム」

とは、現代で言う「催眠術」のことです。彼が人と人との間に存在する「目に見えない媒体」として「動物磁気」という概念を仮想したのは、1687年のニュートンの「万有引力」の発見からの連想でした。この「動物磁気」という言葉と概念は明治期にも残っていて当時の日本にも移入され、芥川龍之介は夏目漱石のことを「人格的なマグネティズムが放射されている」と評しています。

彼の本当の発見とは、磁気術をほどこしうる人と人との関係「**ラポール rapport**」の発見でした。「ラポール（交流）」という概念は現代医療にも主に看護学の分野で生き延びています。私はある病院の書庫で偶然、病院が購入している『ラポール』という看護学雑誌を見かけたことがあります。

看護師の国家試験で、「夜間消灯後の病棟の廊下の長椅子に入院患者のAさんがひっそりと腰かけていました。そっと隣に座ると、しばらくしてAさんは昼間には話さなかった家族についての悩みを打ち明け始めました。あなたはどう接したらいいでしょうか？」という問題を見たことがあります。これなどは「ラポール」についての設問と考えていいでしょう。

現在では一般的には「治療者と患者の間に生じる親密な心理的関係」と薄められて説明されていますが、その本質は忘れられています。

メスメルの弟子であるピュイゼギュール侯爵は「磁気術」が「疑似物理学現象」ではな

く、「人と人の心（無意識）の交流」であることに気がついていました。

またメスメルが磁気術により起こした現象は「分利（クリーズ）（痙攣や運動錯乱などの身体反応や精神状態の急激な変化）」であり、ピュイゼギュールが起こしたのは「磁気睡眠（通常の覚醒状態より意識明晰な奇妙な睡眠状態であり、磁気術をほどこす者だけの指示を実行し終了後に完全記憶喪失を残す）」という違いがありました。

「磁気睡眠」はその類似性から「人工夢遊病」とも呼ばれました。この差はメスメルとピュイゼギュールの治療者としての生い立ちや個性の差によって生じたのでしょう。

「分利」と「磁気睡眠」と「ラポール」

私はエレンベルガー著『無意識の発見』（弘文堂）を読み、ピュイゼギュールの「（ラポールの力が存在すると）信じよ、（そして治療のために活用すると）意思せよ」という言葉により直観的に「ラポール」の意味を理解しました。

「ラポール」の本質を理解するようになると、私も「分利」と「磁気睡眠」の両方を診療において体験するようになりました。

診察室に入室し目の前に座ったＰＴＳＤ患者が、急激に催眠状態に陥り床に崩れ落ちたりすることも起きました。看護師さんと患者を抱えて処置室のベッドに寝かせた後に次の患者さんが入ってくると、「どうしたんです？　今の患者さんは待合室には普通に座っておられましたが、診察室に入った途端にバタバタして？」「あ、たいしたことじゃないから気にしないでね」という風に「分利」したりしました。

　強固な強迫症状を認める患者が突然に妙にきりっとした表情となり、長くよどむことなく正確にそれまで秘めていた自分の思いを語り続けます。「そうか、そうか、そんなことを思っていたのか」とこちらは感心し納得するのですが、本人は次の診察ではその時に話したことをきれいさっぱり忘れていました。「磁気睡眠」状態だったのです。

　これらの現象は催眠術により引き起こすことが可能ですが、「磁気術（催眠術）をほどこしうる無意識レベルでの深い人間関係（ラポール）」が形成されると、こっちが催眠術をかけたつもりはないのにＰＴＳＤ患者に勝手に催眠術がかかってしまうことがあるのです（ＰＴＳＤ患者は特に催眠術にかかりやすい）。

　催眠術の施行は施術者の技量の差により大きく左右され「覚醒後の記憶喪失」の壁を乗り越えることも困難であるため、私は催眠術を治療に用いてはいません。

「ラポール」の存在を確信し、治療への活用を決意することの方が重要なのです。

　ある女性患者は児童期に親族の男性から性的虐待を受けていました。患者が成人期に遅発性にＰＴＳＤを発病した時にこのトラウマは家族にも明らかになり、最初に診察した精神科女医も児童性的虐待トラウマによるＰＴＳＤと診断しました。しかし「治療」は漫然と向精神薬が処方されるだけでトラウマが傾聴されることもありませんでした。病状は次第に悪化し、風邪薬の依存的使用・大量服薬ＯＤによる救急搬送・自傷・解離性の幻覚を認めました。幻覚の出現により「統合失調症」の診断名も追加されました。

転医してきた時に、まず男性の治療者で構わないか本人と家族に了解を得ました。そこで、幻覚症状はＰＴＳＤでも出現するが薬物治療抵抗性であると同時に実害はないから、あまり恐れないようにと説明しました。「統合失調症」の病名追加よりは納得のいく説明でしたと患者は答えました。２回目以降の診察では幻覚も消え、依存・ＯＤ・自傷も以後の診療で問題になることはありませんでした。これは「ラポール」が形成されたことによる治療効果だったのです。

「精神病とは脳病である」、グリージンガーのテーゼ

19世紀になると精神医学だけでなく科学研究全般の主流は、国家をあげた組織的努力によりフランスから「世界に冠たるドイツ」に移行していきました。

「現代精神医学」に連なる「脳病中心のドイツ精神医学」の最初の精神医学教科書『精神病の病理と治療』（１８４５年）を書いたのがウィルヘルム・グリージンガー（１８１７〜１８６８）です。

日本で最初の精神医学講義は東京帝国大学医科大学の前身である東京医学校でお雇い外国人内科医ベルツにより行われましたが、使われたのはグリージンガーの教科書でした。やがて、ドイツ精神医学は生涯を精神疾患の分類・体系化と教科書（初版は１８８３年）の作製に費やしたエミール・クレペリン（１８５６〜１９２６）に引き継がれていきます。クレペリンの「**二大精神病論（統合失調症とうつ病・躁うつ病）**」は20、21世紀の精神医学の疾患体系の骨格となります。クレペリン自身は「脳解剖学研究」を直接行いませんでしたが、精神病の器質因（脳病）論者でした。

彼が残した教科書の最後の第８版（１９１３年）以降のドイツ精神医学は「脳解剖学研究一色」となっていきます。

精神科医・作家の北杜夫の小説『楡家の人びと』には、父親の精神科医・歌人の斎藤茂吉をモデルにした人物が第１次大戦後のドイツに「脳解剖学研究」のために留学し、クレペリンと研究所ですれ違う場面が描かれています。

グリージンガーの『精神病の病理と治療』は冒頭に「**精神病は脳病である**」という「テーゼ（議論の叩き台となる肯定的な前提）」が書かれているという事実のみが、日本人精神科医の歴史的記憶に残ってきました。

クレペリンの教科書が邦訳されても、グリージンガーの教科書は長く翻訳されなかったからです。日本人精神科医はクレペリン以後の「ドイツ精神医学＝脳解剖学研究」の出発点がグリージンガーであると考えてきました。

『精神病の病理と治療』は小俣和一郎と市野川容孝により２００８年に初めて全訳出版されました。それによって「グリージンガーのテーゼ」の「真意」が日本精神医学史上初めて明らかにされました。

(1)　グリージンガーの時代には「脳」というブラックボックスを調べるための病理解剖学は未発達（自然な状態では軟らかいゼリー状の脳を固形化して顕微鏡で観察可能なように切片化・染色する技術がなかった）で、グリージンガーは「精神病の病因」として「脳病理因」だけでなく「心因・社会因」に対等の意味を与えていた。

(2)　豊富な臨床症例紹介はクレペリンの「二大精神病」とは似ても似つかぬ「多重人格障害（ＰＴＳＤ）症例」のオンパレードで、グリージンガーも多様な「暗示」を治療に用いている。

グリージンガーは精神疾患が「脳の病気」であると強調したのではなく、ヒポクラテスがそうだったように、精神障害者が宗教の対象ではなく医学治療の対象である「**病者**」であることを強調することが「真意」だったのです。それは「精神障害者は魔女である」とした「鬼神論のテーゼ」に対する「アンチテーゼ」だったのです。

ドイツ精神医学は「心の病の精神医学」が扱う「心（無意識）」をも「宗教（鬼神論）」が「**魂**」と呼ぶものと同等である（魂が悪魔の誘惑に負けたのが魔女である）と考えまし

た。そのため「心の病の精神医学」は精神医学を科学から宗教へと逆行させる存在として否定または無視しました。

しかし、「心の病の精神医学」の祖であるメスメルも、自分と同等のラポール形成能力を持ち、「磁気術」ではなく「悪魔払い」として治療を行う神父ガスナー（1727〜1779）の存在を常に意識していました。「心の病の精神医学」も「鬼神論」に対する「アンチテーゼ」としての「近代精神医学」であることに違いはありませんでした。

脳解剖学研究偏重で「心の病の精神医学」を否定・無視したドイツ精神医学とナチスの共同作業である「T4作戦（ドイツ人精神障害者の脳標本採取目的の大量虐殺）」の惨劇と終末の詳細も小俣和一郎により紹介されています。

シャルコーのサルペトリエール病院での催眠術研究

近代フランス精神医学の祖であるピネルはメスメルの「磁気術」には批判的で、メスメルを滑稽に風刺した演劇に同調する手紙を残しています。ピネルは死ぬまでパリ郊外のサルペトリエール病院の院長を続けましたが、彼の死後半世紀を経過して世界的な「神経学者」のジャン・マルタン・シャルコー（1825〜1893）が「催眠術」とヒステリー（PTSD）の研究をサルペトリエール病院で行いました。

シャルコーは「筋委縮性側索硬化症：シャルコー病」や「脊髄癆（せきずいろう）：梅毒性脊髄障害」の長く苦しい地味な研究の結果として１８８０～１８９０年台に成功をつかんだ「神経学者」でした。

その成功により同時代最高の「神経学者」とみなされ諸国の王や大公の顧問医となり、新興ドイツ科学に対抗するフランスの愛国心の象徴である「**科学の皇帝**」とみなされました。

ここで一人の日本人医師が登場します。１８８９～１８９２年にヨーロッパに留学しシャルコーの最晩年の半年間に学んだ三浦謹之助（１８６４～１９５０）です。彼は留学中に20編以上の独語・仏語論文を発表しました。この中でも「ヒステリー性単麻痺」に関する論文はＰＴＳＤ研究の祖とされるピエール・ジャネ（１８５９～１９４７）も自らの論文に引用しています。

帰国後32歳の若さで東京帝国大学医科大学「神経病学」教授に就任し、明治・大正・昭和天皇の診療にあたり、福沢諭吉の晩年の主治医となりました。

「シャルコーの直弟子」であることを生涯誇りとして、ヒステリー患者の皮膚に「催眠術」で「水疱」を発生させる臨床講義も行っています。

１９０２年には「日本精神病学の祖」である呉秀三とともに「日本神経学会」（現在の日本精神神経学会の前身）を設立しています。

しかし、シャルコーの死後はサルペトリエール病院から催眠術研究が消滅したように、三浦謹之助の催眠術研究も日本精神医学に痕跡を残すことはできませんでした。

サルペトリエール病院から巣立った2羽のひな鳥

若きジグムント・フロイト（1856〜1939）が名声と成功への野心をもってフランスに留学しサルペトリエール病院を訪れたのは1885年のことでした。彼は留学中にナンシーを訪れ田舎医師のリエボーからも催眠術について学んでいます。「あなたはだんだん眠くなる」という催眠暗示のかけ方はリエボーが考案した技法です。

最初は哲学を学んでいたピエール・ジャネは1885年から独自に精神医学と催眠術の研究を始めました。医学博士の学位を取得するための勉強を始めたのは1889年のことでした（1893年に医学部の課程を修了）。

ジャネは1890年以来多くの時間をシャルコーの病棟で患者を診察してすごしました。1893年にシャルコーが新設した心理学実験室を任され、1902年まで自由に研究を続けました。

フロイトはウィーンに戻り最初はシャルコーへの盲従から始まり、やがて催眠術を利用しない「自由連想法」による「抑圧・神経症研究」への道を歩み始めました。

一方でジャネは過去の磁気術師たちの業績を丹念に掘り起こし、「解離・ＰＴＳＤ研究」の基礎を築いていきました。しかし、ジャネの業績もシャルコーと同じく忘れられ、彼の膨大な著作も１９８０年代にアメリカで復刻されるまでは読まれることはありませんでした。

野口英世の進行性麻痺（脳梅毒）研究

野口英世に関する様々な資料に目を通していますが、子供向きの読み物から通俗書まで一貫して彼の真の業績に関する事実が書かれていないことの背景には、何者かによる組織的な隠蔽（いんぺい）が行われていると考えられます。

彼の最大の業績は１９１３年に進行性麻痺患者の脳内に「梅毒病原体スピロヘータ・パリーダ」を発見したことです。

20世紀初頭まで進行性麻痺は最も重大な精神疾患の一つでした。この発見は、進行性麻痺を的確に診断できる「優れた精神科臨床医」と「基礎医学者」の野口との協力で成し遂げられました。

進行性麻痺の病因発見により、抗生物質登場以前の１９１７年に「マラリア発熱療法」が開発されました。精神障害の一つが「治療可能であることが初めて証明された」ことにより、何世紀にもわたり精神医学を覆っていた治療への無力感が払拭されたのです。

この治療法を見出したウィーンの精神科医ワグナー・フォン・ヤグレッグは1927年にノーベル賞を受賞しました。

野口の業績に対してもノーベル賞授与が検討されましたが、第1次大戦の影響もあり実現しませんでした（野口は1928年に死亡）。

ミュンヘン大学においてクレペリンの指導のもとで、ドイツ人精神科医アロイス・アルツハイマーが1906年に発見したアルツハイマー病は、精神医学が解明した3つの精神疾患の1つです。しかし、人類の高齢化が始まる以前の社会においては、感染性疾患である進行性麻痺の病因発見の社会的意味の方が重要でした。

第2次大戦勃発時のフランス軍総司令官ガムラン大将も進行性麻痺への発熱療法を受けていました。一見治ったかのごとく見える治療効果があったのでしょうが、連合軍の勝敗を左右するための緻密な軍事的思考力・決断力までは回復していなかったようで、連合軍はドイツ軍に敗退しました。

「T4作戦」

野口の発見により精神医学研究の先進国を自負していた「世界に冠たるドイツ」が科学

新興国アメリカの東洋人学者に出し抜かれたことになり、それ以後、世界中で「脳病」である「統合失調症・うつ病・躁うつ病」の病因研究に拍車がかかりました。

ドイツ精神医学は「ホロコーストの予行演習」となった「T４作戦」においてナチスに自発的に協力してドイツ人精神障害者・発達障害児20万人を殺害しました。その目的は大量の「脳標本」を一気に集めることで、「統合失調症・うつ病・躁うつ病」の脳病理因を発見し、精神医学研究先進国ドイツの威信を示すためだったのです。

しかしその結果としては、「何も見つからず」、ドイツ精神医学の倫理的・道義的資格の喪失以外に何の収穫もありませんでした。

戦後の日本とアメリカの精神医学

戦前の日本の医学・医療の最大の標的は宮崎駿の「風立ちぬ」にも描かれたように、感染症「結核と梅毒」の予防と治療でした。乏しい社会的資源のほとんどはその方向に費やされ、精神疾患の研究治療には割かれませんでした。

精神疾患患者のほとんどは自宅の「座敷牢」に監禁されたままでした。

大戦前後のコンドームと抗生物質の登場により、ようやく精神疾患の研究治療に取り組むことが可能になりました。そのために導入された精神医学はドイツの「クレペリン脳病精神医学」でした。

戦前は大学医学部の存在しなかった広島県には、精神科臨床研修研究病院である県立の精神科病院もありませんでした。軍医養成のために設立した医学専門学校を前身とする広島大学医学部精神科教室の初代教授の小沼十寸穂（こぬますほ）は、海軍が大戦末期に現在の東広島市に建設した結核治療施設の国立賀茂病院を、広島県の精神科臨床研修研究病院にしてもらうよう働きかけました。

1964年に起きた「ライシャワー事件（統合失調症と診断された少年がライシャワー駐日大使に刺傷を加えた）」により「精神衛生法」が改正され、全国に「精神科病院」建設ラッシュが起こりました。また1950年代に発見された「向精神薬」が導入され、戦前には精神医学医療が存在しない状態に近かった日本に、いきなり「クレペリン脳病精神医学」「精神科病院」「向精神薬治療」がセットで揃ったのです。

一方アメリカでは1960～1970年代にフロイトの「精神分析学」が大きく花開きました。ユダヤ系オーストリア人のフロイトにより創始された「精神分析学」は、大病院や大学を拠点とした「ドイツ脳病精神医学」には受け入れられず、ユダヤ人開業医を中心に展開しました。ホロコーストにより彼らはアウシュビッツに消えるかアメリカに亡命するかの二者択一を選択させられました。

「T4作戦」の実施によりドイツ精神医学は医学としての倫理的・道義的資格を失い、大量に集められた脳標本からも見るべき発見は何も得られなかったため、ドイツ敗戦後は欧米精神医学の主流の座から転落しました。

戦後のアメリカ精神医学は、亡命してきたユダヤ人精神分析医を中心として発展展開していったのです。１９７１年に発表された作家の桐島洋子の『淋しいアメリカ人』には、１９６０年代のアメリカ社会において「精神分析学」が医学の枠を越えた大きな位置を占めていた様子が詳細に描かれています。

一方では戦前から存在して、戦争直後には帰還兵士の戦争ＰＴＳＤ患者を受け入れて「1万人」という規模の入院患者を収容することもあった巨大精神科病院「アサイラム」群は、「病院から地域社会へ」という流れの中で減少を始めました（やがて全てが廃墟と化し、コンピューターホラーゲームの舞台となって平成日本にも登場します）。

日本精神医学における「クレペリン脳病精神医学」と「フロイト精神分析学」

現在でも日本の男子中学生や高校生にみられる詰襟の学生服。元はと言えば19世紀のプロイセンの軍服のデザインです。「文明の先進地」で生まれた事物が「文化果つる地」に流れ着くと、発祥地で消えた後も消えずに残ることがあるという好例でしょう。

「ＤＳＭ-Ⅲ」が日本に上陸してくるまでの日本精神医学における「クレペリン精神医学」

のように「精神分析学」の位置を考える時にはその関係や、日本文化に占める「精神分析学」の位置を考える時にはそのような視点が必要です。

「鬼神論のテーゼ」への「アンチテーゼ」として生まれた「クレペリン精神医学」と「精神分析学」。「心の病の精神医学」を「鬼神論」と同列とみなして圧殺し、自らは「T4作戦」で暴走して自滅した「脳病精神医学」。そのような歴史的な葛藤を知らないままに、私たち日本の精神科医は両者を比較検討することもなく受け入れていました。

日常の主たる診療行為は「精神科病院における脳病精神病の向精神薬治療」でしたが、「脳病精神病とは異なる心・無意識の病」としての「神経症（ノイローゼ）」の存在を、私はおぼろげながらも認めていました。

それを理解するための「理論（精神分析学）」は知らず、「治療法（自由連想法）」は持たないにもかかわらず、「疾患の存在と研究の歴史」にはある種の「敬意」は払っていました。

私がまだ精神科医になるとは考えもしなかった青年期に、フロイトの『精神分析学入門』の文庫本を手にしたことがありました。実際の日本精神医療とは無関係に、「日本文化」の中には「精神分析学」への「知的好奇心」も途絶えることなく続いています。主要な文献群の翻訳はむしろ近年完成したといえるでしょう。

「DSM-Ⅲ・Ⅳ」の日本上陸

１９９１年に思うところがあって身体科の研修医から精神科教室に時期はずれに入局した時に、「とりあえず読んどいて」と渡されたのが「DSM-Ⅲ-R」ハンドブックでした。「DSM」の「第3版改訂版（Revised）」でした。

「DSM-Ⅲ」は１９８０年に刊行され１９８１年には邦訳流布されていましたが、１９９１年の段階でもこれを私に渡した指導医は、特に強い関心は持っていないようでした。


なぜならそれは「クレペリンの2大精神病分類」と「フロイトの神経症」が「併記」された日本精神医学に馴染みのある精神障害分類にしか見えなかったからです。

しかし「DSM-Ⅳ」（１９９４年）の登場により「**神経症が消滅した**」ことに、私たち日本人精神科医は戸惑いを覚えながらも、その「理由」を知ることはありませんでした。

２０１５年12月25日に「DSM-Ⅲ」の編集委員長であったロバート・スピッツアーが83歳で死去しました。彼の業績は「同性愛を精神障害から除去したこと」と紹介されました。


彼の行った最も重要なことは、彼自身が「精神分析医」のトレーニングを受けていながら、アメリカにおける孤立した精神障害の脳病論者（ネオクレペリン派）として「神経症を消滅させた」ことでした。

その辺の事情については、私は中井久夫の『徴候・記憶・外傷』（みすず書房、２００４年）などを読むまでは知りませんでした。ほとんどの日本人精神科医も同様に無知でした。晩年のスピッツアーは「その行為を後悔していた」と伝わってきています。

向精神薬の登場と遺伝脳病内因性精神病の復権

１９５０年代に、既に合成されていたが医薬品としての使い道があるのかわからなかった化学物質が「精神機能に治療的影響を与える」ことが偶然に発見されました。「精神疾患を治療する薬」である「**向精神薬**」の精神医学史上初めての登場でした。

その治療対象疾患は「Ｔ４作戦」で客観的な病因を証明できなかった「遺伝脳病内因性精神病」（仮説）でした。「抗精神病薬クロルプロマジン」「抗うつ薬イミプラミン」に「反応」する疾患として、「統合失調症」「うつ病」が存在するのかもしれないと考えられるようになりました。１９６０年代にヨーロッパで、そして日本で「向精神薬」は大規模に使用されるようになりました。

しかし、１９７０年代に精神分析学が全盛だったアメリカでの向精神薬治療の展開は日欧に比べ遅れました。やがて「精神分析学」はその「理論的精緻性」に比べて「治療効果」は必ずしも高くなく、向精神薬治療の方が強力な精神疾患治療であるという意見がアメリカでも高まっていきました。

スピッツアーが「DSM-Ⅲ」で「神経症を消滅させた」行為はその流れに乗ったものでもありました。

DSMとSSRIのコンビ

1972年に合成されたSSRIは1987年にアメリカで発売され、日本では10年遅れて1999年に発売されました。

平成8年（1996年）に放映されたNHK番組「**ハッピードラッグSSRI**」では、精神分析療法でも治せない、「性格」のごとく強固な「神経症」をSSRIは「遺伝脳病」と同じように治すので「ハッピードラッグ」だとされていました。

「神経症をも治すSSRI」と「神経症を否定するためのDSM」がコンビを組むことになったのは偶然だったのか、歴史の必然だったのかはわかりません。

ＰＴＳＤの復権

「Ｔ４作戦」で消えた「内因性精神病」が「ＤＳＭ−Ⅲ」で復活し、心：無意識の病「神経症」が消滅への道を歩みながら、「もう一つの心の病」である「ＰＴＳＤ」が広島原爆被爆者研究のユダヤ系アメリカ人精神科医、Ｒ・Ｊ・リフトンらの努力により初めて精神医学の中で確固とした位置を占めることができました。

第１次大戦、第２次大戦で膨大なＰＴＳＤ患者が生み出されながら、社会と精神医学は常にＰＴＳＤを忘却しようとしてきたのは歴史的な事実です。日本人が「阪神大震災」と「福島原発事故・東日本大震災」を経験しながら現在進行形でそうしようとしているように。

スティーブン・キングの『スタンド・バイ・ミー』には、ノルマンディー上陸作戦の最激戦地であるオマハビーチでの戦いでＰＴＳＤを病んだ父親に虐待され身体障害者になった少年が登場します。

第２次大戦の欧米戦陣精神医学では「麻酔総合（ナルコシンセシス narcosynthesis）」と呼ばれた「薬剤性催眠術」が最前線における急性ストレス反応治療に多用されましたが、慢性化したＰＴＳＤ症状には無効でした。

復員軍人援護局（ＶＡ）が大量の帰還兵の戦争ＰＴＳＤ患者にロボトミー手術を許可した証拠が近年発見されています。

第１次大戦には参戦しなかった日本では周回遅れで戦争ＰＴＳＤの治療に直面し、国府台陸軍病院（現国立国府台病院）において電気ショック治療が行われたことが、埼玉大学教育学部名誉教授・清水寛著『日本帝国陸軍と精神障害兵士』（２００６年）で明らかにされました。

ＳＳＲＩ登場と同時に激増したＰＴＳＤと消滅したうつ病

アメリカでも日本でもＳＳＲＩの登場と「同時」に「うつ病」患者が爆発的に増加したとされ、しかもＳＳＲＩで「治る」こともないため、「うつ病」とは製薬会社と精神科医により「作られた病」であると主張する人たちが精神科医の中にも現れています。

しかし私が早期に「ＰＴＳＤ」と診断した「うつ病のように見える大量のＰＴＳＤ患者たち」は、症状を認め自発的に精神科外来を受診してきたのです。それと同時に、気がつけば「内因性精神病」と診断すべき患者たちは消滅していたのです。

「ＳＳＲＩがうつ病を作り出した」のではなく「ＳＳＲＩが登場したタイミングでなぜかアメリカでも、10年遅れて日本でもうつ病（内因性精神病）患者が消滅し、うつ病に見えるPTSD・神経症患者が激増した」のです。

この現象を世界が認め議論しなければ問題の解決にはつながりません。議論する道具として「無意識の精神医学」であるユングの「集合的無意識」の概念を借りる必要があると思います。第5章の統合失調症・非定型精神病の各論で示した「外傷記憶の影響を受ける内因性精神病」症例も参考になると思います。

第4章

単剤治療と多剤併用（カクテル）大量処方

カクテル処方

私が1990年に大学を卒業した後、最初は身体疾患治療の科で研修医として働き始めた時には、まだ精神科に専門を変えるとは思っていませんでした。当時は「うつ病」は患者も少なく世間一般的にも知られておらず、研修医の私も「精神科＝統合失調症治療」というイメージしか持ってはいませんでした。

当時の代表的な「統合失調症治療薬＝抗精神病薬」が定型（旧型）薬セレネース（一般名ハロペリドール）でした。私にとっては「精神疾患」も「精神疾患治療薬＝向精神薬」も、両方とも理解しがたい謎の存在でした。

最近しばしば「**精神疾患の目に見える化**」という言葉を聞きますが、当時も今も「目に見ない精神疾患を診断治療する」のが「精神科」であり、それがゆえに容易には理解できなかったのです。

身体科で大学附属病院勤務中に一度だけ精神科から往診してもらったことがありました。その時に「奇妙な印象」を受けたと記憶している処方こそが、「**カクテル処方**（**多剤併用少量処方**）」だったのです。

本来なら「単剤治療」でなければ有効性は証明できないとされる向精神薬が、わが国独自に「退化」したこの処方がなぜ生まれたのか？　中井久夫は「漢方薬」の「多剤併用少量処方」を模倣して形成されたのではないかと述べていたように記憶しています。

　この処方には「**感染力**」があり、別に強いられたわけではないのに若い精神科医が臨床の現場に出て先輩の処方を見よう見まねで処方しているうちに、いつの間にか身についてしまうことで知られていました。

　私が１９９２年に初めて自分一人で診断して処方する責任が生じた時に、周囲に存在していた目にする精神科処方はそれほど極端な「カクテル処方」ではありませんでした。また、私は一冊の精神科薬物治療に関する翻訳書を入手していました。１９８０年にアメリカで出版され１９８４年に日本で邦訳された本でした。

　ヨーロッパで１９５０年代に発見され始まった向精神薬治療は、やがて精神科治療の主流となっていきながら、当初は「多剤併用処方」に陥っていきました。その反省からヨーロッパで大規模な治験が行われ、「**単剤治療に比べて多剤併用処方の優位性は認められない**」という結論が出たことは既に広く知られている事実です。私が使っている看護学校の教科書にも書いてあります。

　１９７０年代には精神分析療法が全盛であったアメリカは、薬物治療に関しては日欧に比べ後発の立場にありました。私が入手した本では後発の強みを生かした、多剤併用の失敗を避けるためのよく練られた「単剤治療のための方法論」を読み取ることができました。

それまでに読んでいた日本の他の薬物治療本よりもその翻訳書に大いに感銘を受けた私は、「カクテル処方ではなく単剤治療を原則として治療していこう！」という強い確信と決意を向精神薬治療の出発点で抱きました。

定番処方への挑戦（抗精神病薬）

つい先頃まで普通に見られた「最初から抗うつ薬（抗精神病薬）が3種類処方されて、すぐに5、6種類に達する」というひどい処方（多剤併用大量処方）はさすがにほとんど見かけませんでしたが、抗うつ薬・抗精神病薬が「単剤では気がすまない」という処方が7、8割を占めていたと記憶しています。

それだけではなく、日本の精神科臨床で一般的だった従来の精神科処方を眺めていると、色々な疑問や不満を感じるようになりました。診断が「統合失調症」の場合は、「抗精神病薬が2種以上＋必ず最初から抗パーキンソン病薬＋睡眠薬（ベゲタミンを含む）」の「朝・昼・夕・就眠前服用」という「判で押したような処方」が当たり前になっていました。

「なぜ抗パーキンソン病薬（抗パ剤）が必ず最初から処方されるのか？」という疑問を持

ちました。セレネースなどの定型（旧型）抗精神病薬は「副作用」としての「錐体外路症状（手の震えなどの薬剤性パーキンソン病症状）」が顕著であり、「副作用止め」として抗パ剤が必要であるとされていました。

しかし、どの薬物治療本にも「抗精神病薬を最初は抗パ剤抜きで処方し、錐体外路症状が出現して初めて抗パ剤を処方すること」「錐体外路症状が生じても抗精神病薬の減量や変薬で対処できないか可能な限り検討すること」と必ず書いてありました。

それが実際には全く守られないということが、どこを見ても「岩のように固定」していました。

錐体外路症状がほとんど認められない（発売当初の売りの一つでもあった）とされる非定型（新型）抗精神病薬が登場しても、その「習慣（悪習）」は維持されており、現在もなお抗パ剤は最初から頻繁に使用されています。

「最初からは抗パ剤を使わない」「可能な限り抗パ剤は使わない」と決めたら抗精神病薬の用量は、「治療効果が十分でありながら可能な限り錐体外路症状が出現しない最小用量」を考えながら処方しなければなりませんでした（大量処方の回避）。また錐体外路症状が出現したら、他の抗精神病薬に変更する可能性を残すためにも「単剤処方」でなければなりませんでした。

また、抗パ剤には「軽い抗不安作用」があることが知られていました。それを抗不安薬として用いることが「ベテラン精神科医の裏技」と考えられてもいました。

しかし、抗パ剤の本来の薬理作用とは別の副次的な向精神薬効果を期待することは、「抗精神病薬単剤の向精神薬効果と副作用を厳密に観察評価するのに邪魔にもなる」と考え、「抗パ剤はほとんど処方しない」という処方習慣が身についていきました。

定型抗精神病薬による錐体外路症状も必要最低限の用量なら必ずしも気になるほどには出現しないことが、抗パ剤抜きの処方を「実際に繰り返す」ことにより「体験」的に実感できました。抗パ剤を最初から処方することは必要以上の抗精神病薬を安易に処方する結果となり、「本当の必要量を見積もる精神科医の目」をも曇らせるのです。

また翻訳書の「服用回数が少ないほど患者の負担も少ない」という指摘にも大いに賛同し、「1日1回服用を理想の処方」とするようになりました。この場合は主剤の抗精神病薬の「副作用」による眠気が強い場合は眠前に1回だけ処方し、「睡眠薬は必ずしも処方しない」という処方習慣も身についていきました。

定番処方への挑戦（抗うつ薬）

診断が「うつ病」の場合は「抗うつ薬2種＋抗不安薬＋睡眠薬」が「朝・昼・夕・就眠前服用」という「判で押したような処方」が統合失調症処方と同じく広く行われていまし

た。「抗不安薬・睡眠薬（どちらもベンゾジアゼピン系薬剤）」の処方は「不眠・焦燥感（イライラ）がうつ病の主症状」とされていたからです。

私が診た実際の「うつ病」患者は三環系（旧型）抗うつ薬の服用を開始した途端に、強烈な「眠気・口渇・便秘・尿閉」の副作用に悩まされました。

「一定期間服用を続けたら必ずうつ病は治りますからそれまでの我慢です」と患者を「励ます」ことが「うつ病の支持的精神療法」でした。

ただでさえ強烈な「眠気の副作用」に患者が苦しんでいるのに、抗うつ薬を2剤以上処方するとか抗不安薬・睡眠薬を処方するとか考えることはできませんでした。

入院が必要と診断された重度の「うつ病」患者の中には、説得されて入院した途端に力尽きて眠り込むこともありました。当然、睡眠薬は必要ありませんでした。

単剤使用を前提に合成された抗うつ薬の多剤併用を正当化する奇怪な「**多剤併用薬物治療理論**」が存在していたことも知られています。

「同種の抗うつ薬でもそれぞれ特徴あるスペクトラム（作用範囲）を持つため、『異なる標的症状』を治療目標にして多剤同時処方する」という日本精神医学独自の「理論」です。

私は実際には抗精神病薬・抗うつ薬「単剤」で十分に治療が可能であることを一つ一つの症例で繰り返し実際に「体験的」に確認していきました。

私が旧型抗精神病薬・抗うつ薬の単剤処方で内因性精神病の治療に取り組んでいた１９９０年代は「日本の精神科薬物治療停滞期」でした。時代遅れの治験制度により新型抗精神病薬・抗うつ薬のＳＤＡ・ＳＳＲＩの導入が遅れていたからです。一部の話題として新型抗精神病薬のクロザピンの導入が繰り返し語られていたぐらいでした。

末端のわれわれ一般臨床医はＳＳＲＩ・ＳＤＡの存在すら十分な情報がなく、手持ちの旧型向精神薬で治療するしかありませんでした。

平成８年（１９９６年）のＮＨＫスペシャル「ハッピードラッグＳＳＲＩ」で初めておぼろげにその存在を知りましたが、その真の重要性を理解してはいませんでした。

化学的なメスとしての向精神薬

「精神疾患の存在を客観的に証明できるのか？」

現在に至るまでそれが不可能であることは、わかっている人は全て知っている「常識」です。私が研修医だった時の「客観的な証拠がないから理解困難な精神疾患とその治療薬」の状態から何も変わってはいないのです。

英医師デーヴィッド・ヒーリーの『抗うつ薬の時代』には、イミプラミンの抗うつ効果に最初に気がついたスイス人精神科医クーンの考え方が紹介されています。

「T4作戦」により患者の大量の「脳」を収集し、ホルマリン固定し「メス」で切り出して顕微鏡で調べてもわからなかった精神障害という「仮説」。その輪郭を切り出して「客観的に理解するための化学的なメス」としてイミプラミンは登場したという考え方です。

私は最初は「良き薬物治療」がしたいという考えで内因性精神病（統合失調症・躁うつ病・うつ病・非定型精神病）の「単剤治療」に取り組みました。

やがて、「経験的・主観的」にたしかにそこに存在するはずなのに、あらゆる器質的研究アプローチを拒み、存在を「客観的」に証明できない精神障害の輪郭が、「向精神薬単剤への反応の長期観察」によってだけ明らかになっていく過程に魅せられていきました。

それは結果としてクーンの考え方と同じであったことが『抗うつ薬の時代』を読んだ時に初めてわかったのです。

新規抗精神病薬への単剤化

日本精神科薬物治療が「カクテル処方（多剤併用少量処方）」から「多剤併用大量処方」に移行する前にわずかの「単剤化」のチャンスがありました。それは多種類の新規抗精神病薬SDA（セロトニン・ドパミン拮抗薬）が次々導入され始めた平成15〜16年（2003〜2004年）というタイミングでした。「定型（旧型）抗精神病薬のカクテル処方」から「非定型（新型）抗精神病薬の単剤化」へ一気に変換しようという流れでした。結果としてそれは失敗したのですが。

私が2004年に新しい病院に勤務した時に、まとまった数の慢性期統合失調症患者を、高齢で引退する前医からそっくり引き継ぎました。その患者たちのほぼ全員が定型抗精神病薬だけを処方されていました。

私は非定型薬の中で唯一先行して発売されていたリスパダール（一般名リスペリドン）の使用に慣れていました。それまでの一貫した「単剤治療」の取り組みから、3年間でほぼ全ての患者の「定型薬↓新薬単剤化（主としてリスパダール）」に成功しました。「新薬による単剤化」を目指したのは全国1600の精神科病院の1割程度、各県1～2か所の目的意識の高い病院群でした。ほとんどの病院がその唯一のタイミングで失敗し、私だけが個人的に成功していたことは後から知りました。私の成功の秘訣は、入院患者の中心である長期入院の慢性期患者の長年の入院生活・治療で形成された隠れた「治療・生活思考パターン」を熟知していたからでした。

患者への説明

実際に服薬をしているのは患者であり、増薬・減薬・変薬のいずれにおいても患者は何らかの主観的な「変化」を感じるはずです。例えば主成分が同じでも違う薬（同一薬でもメーカーの違いや、ジェネリック＝後発薬への変更）に対して主観的な「変化」を感じる患者もいます。前もって「十分に説明」しておけば「心の準備」ができているから「変化」に対応できますが、「説明が不十分」なら「パニック」に陥る場合もあります。

私以外の組織的な新薬単剤化の試みにおいて患者への説明抜きで施行した例はないでしょうが、ほとんどは患者の特性に合わせてきめ細かな説明は行っていなかったはずです。

ある報告では単剤化の試験的な試みの対象として、病状の進行と長期入院による単調平板な生活の結果として意思疎通能力が著しく低下した患者は除外していました。意思疎通能力があり試みに同意してくれたはずの患者だけに対する単剤化も結果として失敗しているのです。

患者は、

①「（多剤併用大量処方でも）今のままの処方でいいです」と強固に拒絶する患者
②「それはいい話（新薬単剤化）ですね、すぐに始めてください」と同意する患者
③　意思疎通能力が低下し説明を十分に理解できない患者

の3タイプに大別することができます。

②の患者に一回の説明だけで理解同意してくれたと考えてすぐに変薬を開始すると、い

ざ服薬の段階になると「薬が変わった！　聞いてなかった！」とパニックになる患者がいました。そのため②のような患者であっても、何回か診察で説明の内容を正確に理解納得しているかどうか確認するまでは変薬しないようにしました。

③の患者に対しては、現在服用している「薬の名前」や変えようとする「薬の名前」を覚えてもらうように努力しました。何回か確認すると当然に覚えることができ、変薬の意味も理解できたためか、説明不足によると思われるパニックは認めませんでした。

①の患者については本当に「今のままでいいと思っているわけではない」ことはこちらもわかっていました。長年の精神科病院勤務により彼らに長期入院がもたらしたものが理解できていたのです。彼らの過去の病歴において「**変化とは苦痛**」でしかなかったのです。処方においても「服薬に苦痛を伴う多剤併用大量処方が変化の集積の結果」でした。またほとんどの患者が「電気ショック」の「苦痛」と「恐怖」を経験していました。「変化（電気ショック）は苦痛のみで効果がなかった」から退院できず目の前にいたのです。

進行する高齢化に対して旧薬の多剤併用大量処方による誤嚥（ごえん）や転倒や腸閉塞の危険を説明し、このたびの「変化」とは「新薬単剤化」による「危険回避と苦痛の軽減」であることを説明し続けました。また過去に行われた「電気ショック」を引き合いに出して、「あのように無意味で苦痛に満ちた行為を行おうとしているのではない」とも説明を続けました。

2〜3か月も「説明」を続けると新薬単剤化への「拒絶」を訴えなくなり、問題なく実行できました。

相手に合わせて納得いくまで「言葉」を尽くして説明する。それが新薬単剤化の最も重要なプロセスだったのです。

また変薬直後は違和感を訴えない患者の中に、「変薬から1〜3か月後に不安定になる患者」がいることに気がつきました。これも「単剤治療で鍛えてきた服薬と精神症状の因果関係への鋭敏な観察力」のおかげでした。変薬開始にあたり、この可能性についても患者に前もって伝えておけば、患者も心の準備ができているのでパニックになることなく乗り越えることができました。

睡眠薬・臨時薬の整理から開始

抗精神病薬の新型への単剤化の前哨戦として、睡眠薬と本来臨時で処方されるべき鎮静系・抗不安系の薬剤の整理から始めました。

これらの薬剤は本来は一時的な症状の悪化に対して処方され、症状が改善されたら速やかに中止・減量されるべき薬剤なのです。

しかし処方した「精神科医の心理」では、「この処方を追加したから症状が安定したのであり、中止・減量したらすぐに症状が再燃悪化する」と思い込んでいるのです。実際に中止・減量してみればほとんどの場合はそういうことありませんでした。服用を抗精神病薬のみに絞れば絞るほど、新薬への単剤化は容易になるのです。

単剤化失敗の原因

他の精神科医の失敗した新薬単剤化の試みの原因の一つが「数字」でした。私が最初に新薬単剤化の成果を発表したのは2008年のウェブ講演会でした。聞いていた精神科医からあった質問は、変薬前の抗精神病薬の「クロルプロマジンCp値（種類の異なる抗精神病薬の総量換算値）」と変薬後のクロルプロマジン値についてでした。

失敗した試みのほとんどは「変薬前のクロルプロマジン値」＝「変薬後のクロルプロマジン値」のまま多剤併用を単剤に「機械的にスライド」させようとしたのです。

これは一度増やした向精神薬を減らすと患者の精神症状を制御できなくなるという「精神科医の心理」に基づく発想です。

実際には「ほとんどの多剤併用患者は本当に必要とするCp値を超えた用量を服薬させられていたのだから、変薬後のCp値はほとんど減量となる」ために、Cp値の単純比較など無意味であることがわかっていないのです。

私は長年の単剤治療自己訓練により「患者の現在の病状に対する必要量の正確な見積もり」が可能だったのです。

保護室（隔離）の有効な利用

急激な興奮や異常行動などの精神症状に最も有効なのは「行動の制限による安静」です。そのために精神科病院には施錠できる「保護室」が存在します。

保護室の使用による「一時的な人権の制限である隔離」が医学上必要な処置であるか判断する資格が「精神保健指定医」です。

多剤併用大量処方を避け単剤化を推進するための強力な武器が、「適切な隔離安静治療」の運用でもあるのです。

新規抗精神病薬の登場以後に、統合失調症圏とされる病状の不安定な入院患者の多剤併用大量処方がむしろ悪化していくのを目にしました。

多剤併用大量処方の対象である患者に頻繁に認められる「隔離治療」を観察してみると、「薬物治療との不適切な関係」が見えてきました。

状態が悪化して保護室に隔離された時に患者をしばらく観察することなく、隔離と同時に鎮静目的で薬剤が注射されることがありました。

私は保護室に入室させてもしばらく観察をして手出しをしないようにしました。ドアを叩いたり蹴ったり大声を出したりしても、ほとんどの患者は時間がたてば自然に落ち着いてきます。

そういう時に、職員が食事を持って入ろうとしたりすることも時には制止しました。せっかく落ち着きかけているのに、食事をひっくり返したりしてまた興奮することがあるからです。するとまた薬剤の投与・増量という話になります。

脱水にならないように紙コップで（投げつけてもたいしたことはない）、水分だけはとらせるように注意しました。

落ち着いて服薬を再開する時に、それまでの多剤併用大量処方にさらに上積みして処方される例も見ました。その多剤併用大量処方が効果がないから、隔離の必要が生じたというのにです。

そういう患者の中には、服薬を拒否したり飲んだふりをして吐き出したりするなどの行為が認められ、正確にはどれだけ服用しているのか誰にもわからないという状態のこともありました。

しばらく処方せずに観察を続けると、患者の方から薬をくださいと求めてくることもあります。そこで本人の服薬の意思を確認した上で、服薬の有無が確実に観察できる新薬単剤最少量処方から薬物治療を再開しました。
ここで述べたこととほぼ同じ趣旨の内容は、『日本精神病院協会雑誌』２００９年・第28巻・第９号でも指摘されています。実際に厳密にそれを実行しようとしたか否かの違いなのです。

隔離患者の認知機能の低下

現在は隔離開始時には書面・口頭で隔離理由を説明することが義務づけられています。しかし、隔離を繰り返す患者に落ち着いてから隔離理由を質問してみると、ほとんどの患者は答えられないことが「体験的」に繰り返し確認できました。しかも再説明・再質問を何回繰り返しても簡単には答えられないのです。

そういう患者の決まり文句が「ごめんなさい、もうしません」「お願いです、早くここから出してください」なのです。

あやまっても、自分があやまっている理由を理解していないのです。お願いされても、病状への理解ができていなければ同じことを繰り返すでしょう。

根気よく5回でも6回でも再説明・再質問を繰り返し、正確に質問に答えることができることを隔離解除の条件にしました。それだけ繰り返すと、さすがに覚えることが可能になります。

多剤併用大量処方により認知機能も低下していたのでしょうが、単剤化と病状説明の繰り返しによって自己の病状への病識が高まることにより、隔離や多剤併用大量処方の必要もなくなっていきました。

隔離中に多剤併用大量処方を再開する、さらにはなお上積みすれば、患者の身体的精神的な負担は増えます。患者の意識はその部分に集中し、自らの病状への理解・病識の形成が妨げられるのです。「安静」が保たれないのです。

私は緊急の場合を除き、変薬も患者に説明への理解が可能な安定期にしか行わないようになりました。

大学病院群の初の単剤治療の試み「EGUIDE研究」

小学館『SAPIO』の「うつで病院にいったら殺される」や読売新聞佐藤記者の「医療ルネサンス」などの粘り強い報道により、日本精神医療の「多剤併用大量処方」の「罪と害悪」をようやく日本人精神科医は嫌々ながら徐々に認めていきました。

日本人精神科医は向精神薬治療開始以来、自らの行為（カクテル処方↓多剤併用大量処方）が世間の「常識」からどう見えているかという、「幼稚な自意識」を初めて持ち始めました。

２０１４年2月に、抗精神病薬・抗うつ薬処方を10月までに「3剤以内」に減量しなければ診療報酬の減額を行うという通知が厚労省から来ました。

日本の精神科臨床で初めて「**多剤併用処方の制限が公式に通知**」されたのです。

２０１６年4月1日には「2剤以内」に制限が強化されました。ところがこれは「**原則単剤**」という意味であり、「単剤から別の単剤に移行する時にだけ一時的に2剤が重なるのはやむをえない」という意味です。

ところが「原則単剤」をなお認めたくない精神科医の中には、「ロケット処方（抗うつ薬の2剤併用カクテル処方）は2剤以内だからＯＫ」とネット上で広言する恥知らずな者までいます。

一方で２０１６年に大阪大学が提唱し旧帝大6校を含む20大学と1医療機関が、「初めて単剤治療に取り組むＥＧＵＩＤＥ研究」が始まりました。

しかし、これは「今から受診する患者の単剤治療を堅持できるかという試み」であり、「既に蔓延する多剤併用大量処方を単剤化する試み」ではないのです。

「1日56錠処方」に殺された国立大学生の岡野直樹さん22歳

『ルポ 精神医療につながれる子どもたち』の著作などで知られるフリーライターの嶋田和子さんは精神科薬害を訴え、対策と救済を求める市民活動にも携わっています。そのアメーバブログの２０１６年９月９日公開記事に、嶋田さんに相談した自死遺族である母親のブログ記事が引用掲載されました。

「天国に旅立った22歳の息子へ〜向精神薬にうばわれた命」でした。

２０１４年10月10日に「統合失調症」と診断されて薬物治療を開始した国立大学理学部の学生である岡野直樹さんが、２０１６年１月27日に学校の校舎から飛び降りて自死したのです。

目を引いたのは２０１５年３〜８月に治療の主体となった所属大学の附属病院での処方内容が、向精神薬を含めて「１日56錠」に達していたことでした。嶋田さんもこの処方について「クレージーな処方」と評していましたが、それは誰が見ても「クレージー」であり「モンスター」な処方です。そして治療開始からわずか１年３か月で自死に至った「原因」そのものです。

この膨大な処方薬について岡野さんの母親が主治医に説明を何度か求めたところ、「息子さんは発達障害の特性としての頑固さから、処方するまで納得しないから」が処方の根拠だということでした。薬物への依存傾向を修正していくのが「治療」ではなく、求められるままに「飴」のように薬を与えることが「治療」というわけです。

２０１７年４月19日に嶋田さんらの代表者が厚労省を訪れ、ベンゾジアゼピン系薬剤への常用量依存症とその対策を求める会合が開かれたことが関係者のブログ記事で公開され伝えられました。参加した厚労省出席者６名全員に対して、岡野さんの母親から預かった信じがたい分厚さのお薬手帳と、治療前の元気な岡野さんがまだ小さな妹さんを抱っこしている写真をじっくりと見てもらったそうです。当然のことながら厚労省出席者全員が沈痛な表情を浮かべていたそうです。

岡野さんの母親はその「クレージー」で「モンスター」な多剤併用大量処方の内容を写真と共に自身のブログで公開しています。

統合失調症治療薬（抗精神病薬）
　エビリファイ６㎎　２錠
　ジプレキサ10㎎　２錠
　インヴェガ３㎎　４錠
　ロナセン４㎎　３錠まで

　ヒルナミン25mg　1錠
抗うつ薬
　パキシル20mg　2錠
　アモキサン25mg　3錠
躁うつ病治療薬
　ラミクタール25mg　8錠
抗不安薬
　ランドセン0・5mg　4錠まで
　ソラナックス0・4mg　1錠
睡眠薬
　ベンザリン5mg　2錠
　サイレース2mg　1錠
　ハルシオン0・25mg　1錠
抗精神病薬の副作用の薬剤性パーキンソン症状治療薬
　ピレチア25mg　6錠
　アキネトン1mg　6錠
下剤

マグミット３３０mg　６錠
イリボー２・５μg　１錠
昇圧薬
リズミック10mg　２錠
抗アレルギー薬
アレロックＯＤ５mg　１錠
（他に個人で入手していたデパスなど）

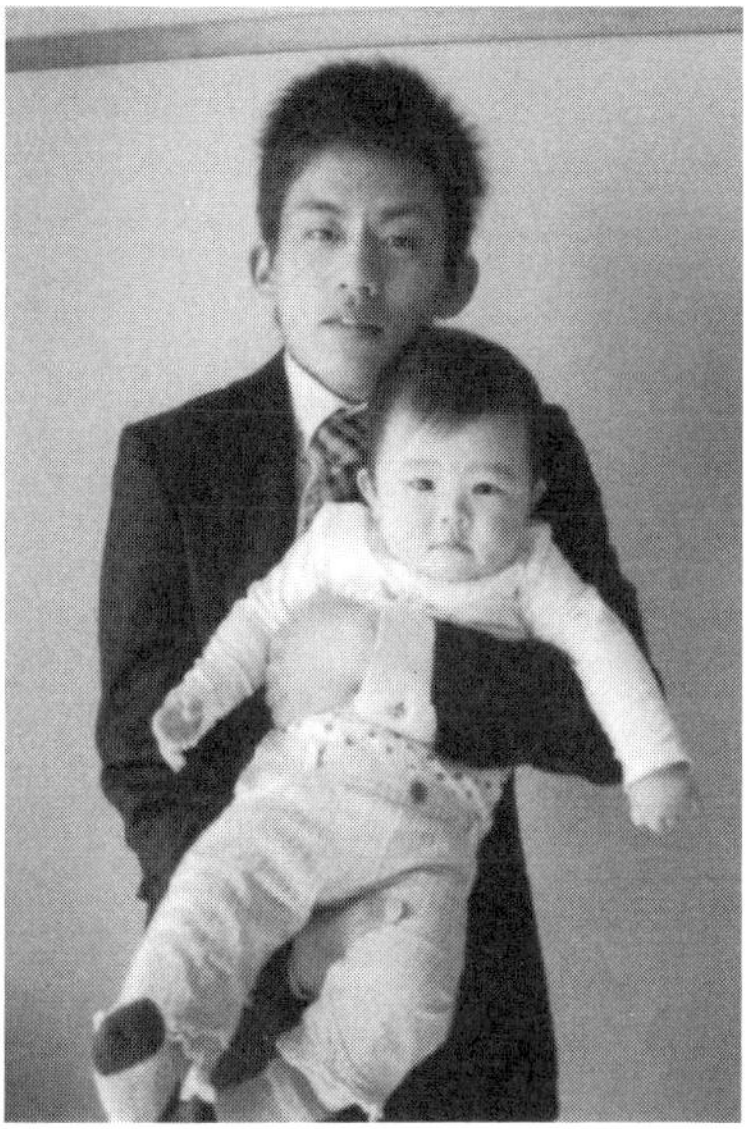

岡野直樹さんと妹さん

２０１４年から抗精神病薬は３種類まで（２０１６年から原則単剤、２種類まで）と罰則付きで規制が始まっていましたが５種類が多剤併用され、睡眠薬は２種類までと規制されていましたが３種類が処方されています。薬剤性パーキンソン症状治療薬は２種類が処方されています。

抗精神病薬の薬理作用を大まかに示す

Ｃｐ（クロルプロマジン）換算値は５種類の総量で２２２５mgになります。国連が適正量とする６００mgの４倍近くで、大量処方とする１０００mgをはるかに超えています。

岡野直樹さんの実名と写真の公開は著者が家族からの了解を得ています。

誤診で薬漬けにされ長期隔離された遅発性阪神大震災ＰＴＳＤの豊嶋知子さん（30歳）の死

第６章で述べるように、熊本巨大地震からやっと日本でも「遅発性ＰＴＳＤ」が「机上の知識」としてだけは認められるようになりました。

一方で、日本で初めてＰＴＳＤを認知させるきっかけとなったのは阪神大震災です。当然発病者がいるはずの阪神大震災ＰＴＳＤ患者はどこにいるのでしょう？

２０１６年６月８日に10年間統合失調症と診断治療されてきた30歳の豊嶋知子さんが亡くなりました。就労に関わるトラブルから幻聴を認めだした知子さんは、初診の精神科医から「このように病識があって治療に協力的な（幻覚はあっても支配はされていない）統合失調症患者さんは初めてです」と感嘆されました。最初の5年間はリスパダール単剤少量の処方で経過は良好で「一生統合失調症に必要な薬物治療の継続が可能に見えた」ようです。

私も「ＰＴＳＤ治療」には後述する全く違う治療理論に基づいてリスパダールをよく使

用します。

遺族であるお母さんとは、岡野直樹さんの衝撃的な死の後にアメーバブログを通して、互いの存在を認知するようになっていきました。

お母さんの記事を読んでいて驚きました。離婚による母子家庭である知子さん親子は西宮で阪神大震災に遭遇していたのです。当時小学3年の知子さんと4歳の弟さんが「尋常ではない怖がり方」をしてもお母さんは生活のために仕事に出なければなりませんでした。

その時住んでいた集合住宅には傾いたまま現在も住み続けておられます。

「トイレのドアが開かなくなった経験から家族の誰もがドアを閉めて使用できなくなった」「パジャマでは地震の時に飛び出せないからパジャマを使用できなくなった」

幻聴を発症して統合失調症と診断されるまでにも、阪神大震災への恐怖はしっかりと「心」に刻印されたままでした。

第5章で述べますが「幻覚症状＝統合失調症」ではありません。

お母さんによると知子さんは精神科受診前に「ずっと胸の中に居たもう一人の私を私がずっと抑えていたけど、お母さんのせいで抑え切れなくなった！」とも訴えたようです。

ＰＴＳＤには珍しくない解離性同一性障害の合併と考えられます。

しかし、診療では遅発性阪神大震災ＰＴＳＤの可能性は全く検討されることはありませ

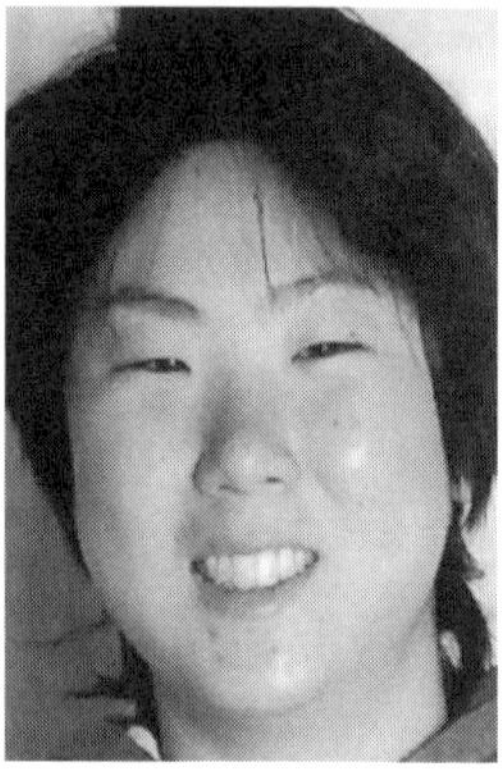

豊嶋知子さん

んでした（治療の最終盤においてストレス障害だったと診断されたそうですが理由は不明）。

治療後半の5年は病状の不安定化と抗精神病薬の非単剤治療・ベンゾジアゼピン系薬剤の一気断薬や増量の悪影響の混合状態で、心身ともに悪化の一途をたどりました。

何度かの入院で、3か月に及ぶ長期の隔離を2回経験しています。十分な開放処遇への検討が行われた形跡のない隔離は、苦痛と恐怖に満ちた処置でした。２０１７年5月に神奈川県の精神科病院で27歳のニュージーランド青年を死亡させた拘束と同じく治療には結びつかなかった対応です。

末期には心身の衰弱が激しく不本意ではあるが入院を希望しても、それまでの治療に当然の不満を訴えていたことが原因で断られたそうです。

最後の診察で自分の意思に反してライターを弄（もてあそ）ぶことが止まらないと訴えましたが、止めましょうと言われただけだったそうです。第6章で紹介する「メリーさんの娘さん」「B子さん」症例の「トラウマを治療してもらえない交代人格」による致死的な危険行為と同じです。しかし、「安全確保」と「トラウマの傾聴・共有・受容」という正しいＰＴＳＤ治療を受けることはできませんでした。

その直後に火災に巻き込まれて死亡されましたが、救急医の診断では誤嚥性肺炎など向精神薬の副作用の形跡を認めていたそうです。

私は阪神大震災の外傷体験を中心としたトラウマ複合体によるＰＴＳＤ発病と診断しますが、お母さんは発病時の「軽度の身体傷害を理由にした不当解雇」に強い怒りを抱いておられ、主因と考えています。いずれにしても「心因を一切検討しない薬物治療」と「解離性同一性障害への無知・無関心」が知子さんの命を奪ったと言っていいでしょう。

豊嶋知子さんの実名と写真の公開は著者が家族からの了解を得ています。

第5章

「薬だけ」では治せない「心の病」優先の精神障害各論

一般の精神医学書における精神障害の各論では、必ず冒頭から「薬だけで治る（はずの）遺伝性脳病（仮説）の統合失調症・躁うつ病・うつ病」についての説明が詳細に続きます。

この順番自体が、「心の病（仮説）を否定否認するための脳病（仮説）中心の歪んだ精神医学」の本質を隠すためのテクニックなのです。「脳病」しか信じない精神科医にとって都合が悪い「心因性精神障害」に関しては最後の方でごく簡単な説明で終わるか、特に一般人向けの書籍では「わざと抜かす」ことが普通に行われています。特に「ＰＴＳＤ」において。

本書では通常とは逆の順番から説明してみますので、その不自然さに気がついてください。

1　PTSD

▼児童性的虐待

私が１９８０年代に地方の大学医学部で医学生生活を送っていた時に、ある噂を耳にしました。大学附属病院に小学生の女児が妊娠して入院しているという話でした。それが出産のためか堕胎のためかはわかりませんでした。当然のことながら妊娠させたのは大人だったはずですし、「強姦」によるものか「家庭内の性的虐待」によるものだったのでしょう。

問題なのは当時の私もその話を教えてくれた友人も「医学生」として、望まぬ性行為と妊娠を強いられたその女児の「心の傷」に思いを巡らすという「医学的発想」が皆無だったということです。

▼戦争による心の傷

またこの頃に私が愛読していたアクション小説に、デイヴィッド・マレルの『一人だけの軍隊』がありました。１９７２年に書かれたこの小説は１９８２年にシルヴェスター・スタローン主演で映画化されたベトナム戦争帰還兵を主人公にした「ランボー」の原作でした。しかし、当時の私はこの小説をあくまでも質の高いアクション小説として読んでいただけでした。ベトナムの戦場から平和な社会に戻れた帰還兵がなぜそこを再び戦場として戦わなければならないのかという問題を、「トラウマの再演」「ＰＴＳＤ」の視点で見ることはなかったのです。

一方で私は巨大なアメリカ軍基地のある山口県岩国市に生まれ育ち、中学・高校は原爆被爆地である広島市内の学校に通学した経験がありました。私が育った自宅の位置にもともとは父親の家があり、「敗戦」前日の昭和20年8月14日に「一般市民１０００人」が殺された「岩国大空襲」で吹き飛んだことも、父親はその空襲に遭い防空壕で九死に一生を得たが敷地内で広島原爆投下直前に逃れてきていた親族が爆死したことも知っていました。

子供の頃に『はだしのゲン』を読み、小学校の社会見学では原爆資料館にも入っていました。しかし、その戦争や戦争に生き残った人たち（父親を含む）がその体験についてどう思っているのか、どのような心理的影響を受けたのかという問題を深く考えたことはありませんでした。

▼阪神大震災

医学部を卒業して精神科医になりました。阪神大震災が起きた時には国立病院に勤務していましたが、ボランティアとしても義務的仕事としても神戸に行くことはありませんでした。

そのせいか「PTSD」という精神障害は「**アメリカの風土病**」であるかのように震災後もずっと考えていました。医学生時代に騒がれだした「エイズ」が最初はそんな風に考えられていたように。

2 適応障害

私の子供の学校は、毎年ニュージーランドの姉妹校から小中学生のホームステイを集団で受け入れていました。受け入れ希望の家庭への説明会で、毎年何人かは2週間程度の受け入れ期間中に「泣き続け」「食事もほとんど食べられない」子供がいますという話がされました。いわゆる「ホームシック（適応障害）」です。私も中学の運動クラブ合宿で似た感覚を経験しました。

「適応障害」は「心の病（PTSD・神経症）」の存在を「否定」し「遺伝性脳病」しか認めなかったドイツ精神医学の「心因反応」を言い換えたものです。「心理的・環境的な原因」ではどんなに病気に見える状態になっても、「本当の精神疾患（遺伝性脳病内因性精神病）」は発病しない。「未病」でしかないという意味なのです。

このホームステイの子供たちも、「原因がなくなる（帰国する）」か「時間的経過により原因が希薄になる（もっと長く滞在して環境に慣れる）」ことにより、「全く平静な元の状態に戻る」ことが可能であり、それが「適応障害＝心因反応」の「定義」なのです。

「適応することが障害されて不可能か極めて困難」なのではなく「適応に少し回り道はするが必ず最終的には適応する」というのが「適応障害」の本来の意味なのです。

たしかに「心因・環境因」では「遺伝性脳病」である「内因性精神病（仮説）」を発病させることはできません。それはあってもなくてもいい「誘因・きっかけ」に過ぎません。

かつては「引っ越しうつ病」「昇進うつ病」という用語がありました。「ストレス（心理的・環境的原因：トラウマ）でうつ病を発病させることは絶対に不可能」ということです。「原因」は「遺伝子（仮説）」だからです。

▼患者Mと「適応障害」

「適応障害」は「うつ病を治せるはずの薬物治療で治せないことの逃げ口上として使われる認知行動療法」専門の、O医師の患者Mへの診断で有名になりました。本来が「病気ではない一時的な状態像」という意味なのに、「世界で1人だけ10年以上経っても適応できない」ことで他の精神科医も「適応障害」の説明に窮し始めています。

一方で「心理的・環境的病因（トラウマ）」の存在を無視・否認し切れないが、それによって発病する「ＰＴＳＤ」を否認したい精神科医が「ＰＴＳＤの代わり」に用いたりしています。

相模原大量殺人事件が起きる前に加害者の植松聖を診療した北里大学精神科ＨＰの『診療対象疾患病名リスト』に、「適応障害」はありましたが「ＰＴＳＤ」はありませんでした。

日本で最も高貴な身分の患者であるＭは、曾祖父が下級武士出身の海軍提督だった「明治維新以後に形成された日本の新たな上層階級」をルーツとして、豪邸で育ちました。父親が大学教授とはいえサラリーマンで３ＬＤＫのマンションに住んでいた義妹が同じ環境にちゃんと「適応」しているのに、Ｍが「適応」できないはずはありません。どうしても環境に「適応」できなければ「原因を消失させる＝離婚」という選択肢すらありました。離婚歴のあるアメリカ女性と結婚するために王位を捨てたイギリス王エドワード８世に比べればどうということはありません。

Ｍの義父母はそれまでの「家庭」（戦前の上流階級一般）の「伝統（環境）」と手を切り、お子さまたちをご夫婦自らで育てるという、「新しい時代環境に適応させた家庭」を作られた方々です。

嫁いできたＭが10年以上「適応不能」な「家庭環境」であるというＯ医師の「診断」に

最も心を痛めてこられたのはお二人なのです。

▼Mの本当の「診断」と「発病原因」

「日本で最も頭がきれる男」と言われた故後藤田正晴は、「Mが結婚すれば水俣の漁民のムシロ旗がMを取り巻くだろう」と警告しました。Mが育った豪邸を築いたのは公害原因企業の社長だった祖父のE・Y氏（２００６年死去）でした。

後藤田の予想をいい意味で裏切り、住民の高い民度はMを自分たちの公害病被害に責任があるとはみなしませんでした。しかし、豊かな家に生まれ育った高い知性と鋭い感受性に恵まれた新しい世代が、自らの家の富が貧しい人たちの犠牲の上に成立していると知って「心が傷つく」ことは太宰治や宮沢賢治などの例でわかるように歴史的に珍しくありません。彼らはその「心の傷」を芸術などに「昇華」させることで自らの倫理観を救いました。

それができなかったMは「遅発性にＰＴＳＤを病んだ」のです。

発病の前年にMの母親のいとこで日本を代表する作家・知識人だったE・Jが、妻の癌死トラウマＰＴＳＤを発病し自殺した事件も発病のきっかけとなる外傷体験として見過ごすことはできません。

3 悲哀（死別反応）

私の中学・高校の同級生の風見しんごは、長女えみるちゃんが小学生の時に交通事故死した外傷体験により、生きていたらえみるちゃんが成人式を迎えたであろう年になっても「深い悲しみ」とともに生きています。おそらくは彼が亡くなるまでその「悲しみ」が消えることはないでしょう。彼は自分だけではなく交通事故死による遺族全員の「深い悲しみ」を社会に認知してもらうための社会的活動を一貫して続けています。

これは「適応障害」でも「ＰＴＳＤ」でもありません。「時間の経過で原因が希薄になる」こともなければ「ＰＴＳＤにより社会生活上の重大な障害が生じている」のでもありません。

「生涯を通したケア（喪の作業）」を必要とする「大いなる悲しみ」という「正常な精神状態」なのです。

朝日新聞が２００５年に「人類史上最大最悪のトラウマによるＰＴＳＤ」と報道した「長崎広島原爆ＰＴＳＤ」は２００１年から２０１２年まで、長崎大学医学部精神科や「ＰＴＳＤの権威」の金吉晴と飛鳥井望が関与して大規模な調査が行われました。

しかし、この調査は戦後長い期間を「被爆による大いなる悲しみと喪失と放射能への恐

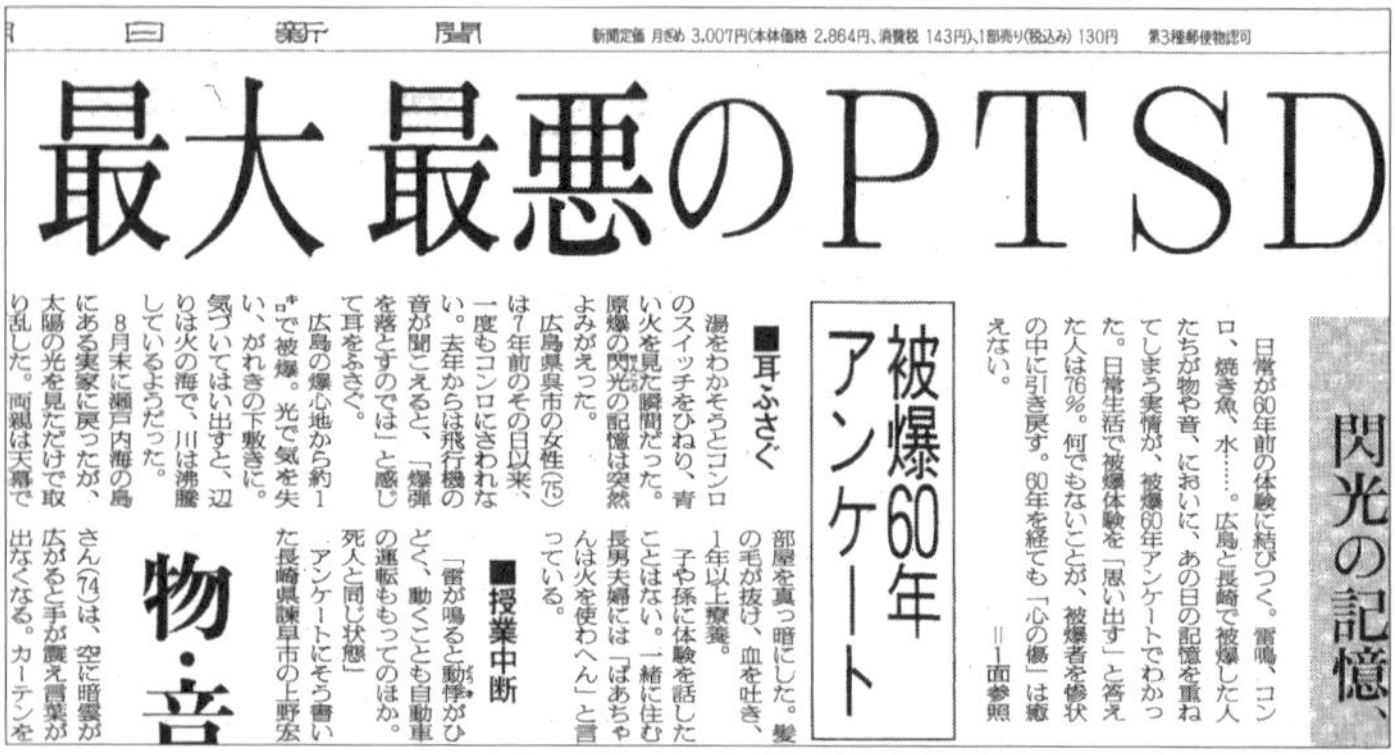

日新聞　新聞定価 月ぎめ 3,007円(本体価格 2,864円、消費税 143円)、1部売り(税込み) 130円　第3種郵便物認可

最大 最悪のPTSD

閃光の記憶、

日常が60年前の体験に結びつく。雷鳴、コンロ、焼き魚、水……。広島と長崎で被爆した人たちが物や音、においに、あの日の記憶を重ねてしまう実情が、被爆60年アンケートでわかった。日常生活で被爆体験を「思い出す」と答えた人は76%。何でもないことが、被爆者を惨状の中に引き戻す。60年を経ても「心の傷」は癒えない。

＝1面参照

被爆60年アンケート

■耳ふさぐ

湯をわかそうとコンロのスイッチをひねり、青い火を見た瞬間だった。原爆の閃光の記憶は突然よみがえった。

広島県呉市の女性(75)は7年前のその日以来、一度もコンロにさわれない。去年からは飛行機の音が聞こえると、「爆弾を落とすのでは」と感じて耳をふさぐ。

広島の爆心地から約1キロで被爆。光で気を失い、がれきの下敷きに。気づいてはい出すと、辺りは火の海で、川は沸騰しているようだった。

8月末に瀬戸内海の島にある実家に戻ったが、太陽の光を見ただけで取り乱した。両親は天幕で部屋を真っ暗にした。髪の毛が抜け、血を吐き、1年以上療養。

子や孫に体験を話したことはない。一緒に住む長男夫婦には「ばあちゃんは火を使わへん」と言っている。

■授業中断

「雷が鳴ると動悸がひどく、動くことも自動車の運転ももってのほか。死人と同じ状態」

アンケートにそう書いた長崎県諫早市の上野宏さん(74)は、空に暗雲が広がると手が震え言葉が出なくなる。カーテンを

物・音

朝日新聞2005年7月17日の記事

怖」とともに生きてきた「全ての被爆者」の「悲しみの大きさをアンケート調査して結果を統計処理」して、その大なるものを「原爆ＰＴＳＤ」と「診断」したのです。

一方で「発病したはずの原爆ＰＴＳＤ患者のキュア（治療）」についての言及は全くありませんでした。

4 解離性障害（解離性健忘～解離性同一性障害）

日本精神神経学会のＨＰの市民向けの説明に「学会が取り組むべき精神障害」として「ＰＴＳＤ」の病名はありませんが、「解離性障害」があります。そして「解離性障害」の説明には「ＰＴＳＤに認められることがある」とされています。

「ＰＴＳＤ」と精神科医が言いたくない時に「適応障害」を代わりに用いることもあれば、「解離性障害」を用いることもあります。

実際には「適応障害（病気ではない）」とは違い、「解

離性障害」と「PTSD」は「同じコインの裏表」だと言えます。

DSM-Ⅳでは「PTSD」は「不安障害」に分類されていました。「複雑性PTSD」を提唱したジュディス・ハーマンは、「PTSD」は本来「解離性障害」に分類されるべきと主張していました。

DSMにおけるPTSDの特徴としても、「外傷の重要な側面の想起不能」（解離性健忘）が明記されています。

しかし、「PTSD」の代わりに「解離性障害」を用いた場合は、かえって「キュア（治療）」に言及されることはほとんどありません。最も重度の解離性障害とされる「解離性同一性障害＝多重人格障害」をどうやって治療するのか見当もつかない精神科医がほとんどだからです。

堺雅人が精神科医を演じたドラマ「Dr.倫太郎」（精神科医の和田秀樹監修）でも、蒼井優の児童虐待（ネグレクト）のトラウマによる解離性同一性障害（PTSD）をどうキュア（治療）して「治す」かという部分は存在しませんでした。

「通常はよく統合されている意識・記憶・思考・感情・行動・身体イメージ・自我同一性・知覚の機能が破綻」する「解離」という現象を、現在の「脳科学」では説明することもできません。

▼解離と催眠

「解離」を理解するには「催眠」という現象を理解する必要があります。「**解離は天然の病的な催眠であり、催眠は人工的でおおむね治療的な解離である**」からです。

かつて宮崎勤幼女殺人事件（１９８９年）の精神鑑定における「解離性同一性障害（多重人格障害）」診断に関しては、日本社会は「詐病」と信用しない傾向の方が大でした。当時の私もそのように思っていました。ＤＳＭ-Ⅲから明記されて長いためか、現在その存在を正面から否定する精神科医はほとんど見当たりません（声優のアイコ事件裁判ではもめていますが）。

アメリカでは精神科医のクラフトが１９８４年に「33症例」の多重人格障害を発表してから、多重人格障害が存在するか否かという問題にはけりがついています。

私の「ＰＴＳＤ＝複雑性ＰＴＳＤの主として薬物治療」発表は２００４年〜２０１６年で「33症例」に達しました。

しかし、「催眠術」に関しては「演技」「詐欺」と信じようとしない精神科医の方が相変わらず多数派でしょう。以前 YouTube でＡＫＢ48の女の子たちがかつての歴史的な「磁気術のショー」のように、本当に催眠術をかけられる番組を見たことがあります。その映像を見ても大半の精神科医は信じないでしょう。

実際には平成日本では「催眠術」が悪用され蔓延しています。「おれおれ詐欺」です。

これが被害者の単なる「無知」によるものではないために、被害防止を呼びかけるだけでは解決しません。

ある報道ではATMの前で張り番をしていた銀行職員が不審な態度の利用者に振込先への確認を求めても、制止を振り切って振り込んだ後にやっと催眠状態が解除されて確認したら当然詐欺だったという例も報道されました。「後催眠暗示（催眠中の被験者に催眠から覚醒後に一定の行動をとるようにかけられる暗示）」の典型例です。

警察の調査では「家族との普段の交流の少なさに罪悪感を持っている」被害者が多いということがわかっています。これが催眠における「暗示」の本質です。表層意識（交流を避けている）と無意識（交流が少ないことに負い目を感じている）の「ずれ」をついて、「暗示（真に相手の無意識が望むことの提案）」を与えやすくするのが「催眠」なのです。

暗示（交流が少なくてすまないと思っている家族のために金を振り込みたい）を催眠により受け入れた被害者は、その提案を実行し終えるまで暗示は解除されないのです。

2006年に発表した「不安症状の背後に心的外傷を認めた2症例」（発表4）のDSM診断ではGAD（全般性不安障害）に該当する患者は、診察中に催眠状態となり無意識に抑圧されたトラウマ（差別問題で破綻した過去の婚約）を想起して受容し治癒しました。

「**解離はトラウマの影**」に過ぎず、トラウマとどう向き合い受容していくかを考え続けるなら、解離性障害の治療は実際にはそれほど難しい話ではありません。

▼抑圧と解離

人間の「心：無意識」の仕組みとして「解離」だけでなく「抑圧」というメカニズムも仮定されます。

フロイトの精神分析理論では、不快な情動や恐怖感や不安あるいは罪悪感の記憶は「意識」の下の「無意識」に「垂直」に押さえ込まれる（抑圧）とされます。

ピエール・ジャネのトラウマ理論では、それはおのおの記憶を持った別の意識状態・人格状態が「水平」に並ぶ（解離）とされます。

しかし、「抑圧」も「解離」も同じ「人の心」を「別の切り口」から眺めているわけであり、全く異なるものではありません。大根を横に切るか縦に切るかというようなものです。

ある若い母親が夫と別居して幼い子供と実家に戻りました。気がつくと子供が泣いており、子供に聞いてみるとその母親が突然に突き飛ばしたということでした。その瞬間の記憶は母親にはありませんでした（解離性健忘、人格の解離）。

もし階段の近くなどでそのようなことをしたら子供に大ケガをさせてしまうかもしれないと、母親は不安と恐怖と罪悪感でパニック状態となり受診しました。

とりあえず、子供と分離して「安全を確保」するために入院してもらいました。入院中は、姑と同居し始めてから夫と生活についての考え方の違いばかり目立つようになって別居した経過と、そのつらさや悔しさを切々と訴えました。

一度だけ夫にも来てもらい、本人の思いを吐き出すのを聞いてもらいました。

その後正式に離婚が決まり、母親も生活のために働きだした頃には「解離」によるトラブルは起きなくなりました。

最後の診察で「子供は好きで好きでたまらないんだけど、嫌いになった夫の血が半分入っているんだなと、どこかで憎んでいた自分の気持ちがわかりました」と語りました（抑圧されていた思い）。

この患者の行動を支配していた「心：無意識」のメカニズムには、「解離」と「抑圧」の両方が認められたのでした。

5　転換性障害と心身症

ある交通事故長期裁判の記録に関して、精神医学的意見書の提出を求められたことがありました。争点となっていたのは事故による比較的軽度な「器質的」な損傷と、10年に及ぶ下半身麻痺の重篤な「機能的」後遺障害が身体医学的には釣り合わず、「詐病」ではないかという検討内容でした。

患者は事故の際に強い「死の恐怖」を味わっただけでなく、同時によみがえった生育歴における「児童虐待の恐怖」を医療スタッフに訴えていました。

患者をリエゾン（身体科への介入）診察した精神科医が患者の不安や恐怖を「デパス」で無理に抑え込んだために、身体的症状に「転換」したというのが私の意見でした。

「心理的ストレス（トラウマ）」が身体症状に「転換」することは精神医学的には経験的によく知られてきました。

弁護士の方も一応は勉強されていたようですが、「転換性障害」と「身体表現性障害」の違いがわからず混乱されていたようなので、「転換性障害とはフロイトの無意識仮説を前提とした診断名」で「身体表現性障害はＤＳＭの無意識仮説を否認した診断名」と説明すると「よく理解できました」と言われました。

また「転換性障害」と「心身症」の違いは、前者が「運動系・知覚系症状」が「心理的原因」を「**象徴的**」に表しているのに対し、「心身症」は「心理的原因」が「器官の異常（胃潰瘍・糖尿病・高血圧）」を引き起こすがその内容に心理的な意味はないというのが定義です。

１９８２年に羽田沖で日航機を「逆噴射」で墜落させた片桐機長が「心身症」と報道されましたが、全く関係はありません。昔は「癌の告知」をしなかったり、診断書に「統合失調症診断」の代わりに「自律神経失調症」と書いたりしていたのと同じです。

かつて胃・十二指腸潰瘍などの消化性潰瘍の発症は「心理的ストレス」との関係が強いとされてきました。近年ではピロリ菌感染や非ステロイド系抗炎症鎮痛剤ＮＳＡＩＤｓの影響が大きいとされ、「ストレス単独」での発症については否定的な見解が多くなっていました。

しかし、３・11後に宮城県内の被災地で東日本大震災前後の消化性潰瘍を調査したところ、ピロリ菌陰性でＮＳＡＩＤｓも服用していない「心理的ストレス性潰瘍」と考えられる症例が増加したとも報告されています。

ある女性は激しい頭痛に悩まされていました。痛みのために失神までしましたが、あらゆる検査をしても痛みを説明するための「器質的な異常」が認められませんでした。ついに「心理的原因？」と疑うしか選択肢がなくなり、嫌々精神科を受診しに来たのがよくわかりました。

診察で「物忘れで説明できないような物忘れを経験していませんか？」と質問すると、態度が一変し飛びつくようにして話し始めました。「町内会の資料をたしかに預かったはずなのに、どこにやったのか全然わからないんです！」

「解離性障害」の疑いがあると説明すると、次回診察では「友達に電話で『私にはちゃんとした診断名があるんだ！』と伝えました」とうれしそうに話しました。

さらに町内会の会合で前に座っている男性の頭部が、２つに割れてゆらゆらと動く「幻視症状」があることをそっと打ち明けました。

私が全く動じることはなかった（統合失調症扱いしない）ためか、さらには児童期に親族の男性から性的虐待を受けたことを明かしました。

この症例では「性的虐待トラウマが転換」した「頭部の痛み」も「頭部が２つに割れて見える幻視」も、性的虐待の加害者である男性の「**ペニスを象徴**」していたのです。

「抑圧」と「解離」が「心」を別の切り口から見ているように、「解離」と「転換」も同じ「心のメカニズム」なのです。

２０１５年に発表した「広島原爆遺児の転換性筋委縮にＳＳＲＩが著効した晩発性複雑性ＰＴＳＤの１例」（発表29）では、患者の女性は長年夫と一緒に身体を使う仕事をしてきていたためか高齢にしては比較的がっちりした体格をしていました。夜の川に飛び込んで入水自殺を図っても死に切れなかったのは、一晩中橋げたにしがみつくことができる体力があったからでした。

それなのに、多数の姉妹には特に遺伝負因がないのに中等度の高血圧と糖尿病の既往症を認めたことに初診時は不思議に感じました。

整形外科医が短期の安静で治ると診断した軽度の腰椎圧迫骨折がいつまでも治癒せず、重度の自律神経症状と歩行障害が増悪し、関節の拘縮と骨格筋の委縮までが始まった時には何が起きているのかすぐには理解できませんでした。実は「第1次大戦PTSD」で兵士に多発した「転換症状」と同じだったのです。

　これと同じ症状はヘミングウェイの短編「異国にて」にも描かれています。

　劇的な治療転機をもたらし回復に導いたのは、長期間のトラウマの傾聴後に順番に処方されたセディール（一般名タンドスピロン）とパキシル（一般名パロキセチン）の新規向精神薬でした。

　この患者の「広島原爆に殺された父親の遺体が戸板に乗せられて自宅まで運ばれたトラウマ」は長期にわたり「心身症」として「器官を障害（高血圧・糖尿病）」し、自殺企図を契機として「象徴的な運動系・知覚系転換症状」を引き起こし増悪させたのでした。

　セディールがこのトラウマに対する「正当な怒りと憎しみの感情」を引き出した後に、進行する「転換症状」にパキシルが奇跡的な逆転治癒現象を引き起こし、関節拘縮と骨格筋委縮の進行を止めて「器質的に回復（ふくらはぎに肉がついた）」させたのです。

　2009年に発表した「児童虐待の外傷体験を伴う非歯原性歯痛にセルトラリンが著効した1例」（発表10）もトラウマによる転換性障害でしたが、比較的多く見られる症状のためか朝日新聞で「非歯原性歯痛」として記事にされ患者にその切り抜きを見せました。九州の内科医の文献を読んだ時に、患者が「ガラスをザクザクとかむような痛み」と表現していました。

治療に窮して全抜歯する例も多発しているようですが効果はありません。この患者も私の治療から離れた期間に、自分から希望して頭蓋骨に穴を開けて神経ブロック手術を受けましたが効果はありませんでした。それが私のトラウマを焦点にした治療を再開してから、無投薬で痛みを自制内に抑えることが可能になりました。

6 依存症

▼「薬」ではなく「言葉」による治療

依存症という精神障害には確立された薬物治療はありません。治療の基本は「依存症患者同士が語り合う集団精神療法」です。

身近にいくらでもいる治療（禁煙）できないニコチン依存症患者（喫煙者）を観察してみれば誰でもわかるでしょうが、依存症とは「依存症であることを心が否認」する病なのです。今や喫煙行為が「ニコチン依存症」という精神障害であることは世界中で公認されています。このことは喫煙者も「頭（脳）」では認めざるをえません。タバコの箱に印刷された文書を読めば誰でもわかることです。しかし喫煙者自身の「心」は自らが依存症であることを認めるのが難しいのです（否認）。この「**否認の壁**」を破ることができれば、ニコチンの離脱症状（禁断症状）を乗り越えて、誰でも禁煙は成功します。依存症患者の

「否認の壁」を破り「心」に届くのは「薬」ではなく「同じ依存症患者が語る言葉」であることは精神医学の常識です。

現在でもイスラム教は飲酒を「宗教的な罪」としています。イスラム国が「喫煙者の指を切断した」というニュースもありました。「(アルコール)依存症」が「罪」ではなく「病」であることを社会と精神医学が認めたのは19世紀です。そしてどんなに「罰」を与えても治らなかった依存症が、「依存症患者同士が語り合う言葉」で治ると、人類史上初めてわかったのは20世紀の半ばでした。

「遺伝性脳病(仮説)の薬物治療」という狭い領域に閉じこもってきた一般日本人精神科医にとっては、DSM登場以前には「心因性精神障害」である「PTSD」の存在は知らなかったし、「神経症」の本質は理解できませんでした。しかし「依存症」という精神障害は「摂食障害」と同じく、DSM以前から存在する「治療薬のない心の病」だったのです。

私は各県に1〜2か所ある「アルコール依存症専門病院(院内に集団精神療法システム：断酒会がある)」での勤務経験はありませんが、一般精神科病院において「振戦せん妄(アルコール離脱症状)」治療などで関わるアルコール依存症患者から多くのことを学びました。

アルコール依存症患者や患者家族の中には「お酒を飲みたくなくなる薬があるそうです

が」とやって来る人たちがいます。「病」にまず「薬」を求める発想からどうしても逃れることができないのは精神科医も国民も同じです。「嫌酒薬（シアナマイド）」（服用後に飲酒すると吐き気が起きる）というものがアルコール依存症治療にはほとんど役に立たないということは、すこし考えればわかることです。飲酒をやめる気がなければ（否認の壁）服用しなければいいだけなのですから。

ニコチン依存症の治療にニコチンパッチやチャンピックスという「薬」が登場したら、精神科医がとびつくかと思っていましたがそうでもありませんでした。忌まわしい「治療薬のない心の病」への精神科医の忌避感は想像以上に強かったようです。結果として禁煙治療は内科医の一部が主として扱っているようですが、「言葉」の力を信じず「薬」に頼るという点では精神科医と大差ない内科医の治療成績もぱっとしないようです。

そんな「薬」に頼らなくても「治療（禁煙）」に成功した人を身近に知らない国民はいないでしょう（私の父も成功しました）。成功の鍵である「否認の壁の突破」をすれば、喫煙欲求や禁煙離脱症状を「薬」に頼らず自力で乗り越えることは可能なことです。不可解な作用を持つチャンピックスの「失神」などの危険性については、２０１２年に『週刊朝日』でも集中的に取り上げられました。飲酒欲求を抑えるという得体の知れない「薬（レグテクト）」が２０１３年に発売されましたが、おそらく新たな悲劇の幕開けとなるでしょう。

▼片肺の依存症治療

依存症治療に関する日本政府の従来からの「歪んだ政策」は、「心の病」を回避する日本精神医学の傾向を助長してきました。日本は先進国で唯一、国立の薬物依存症治療機関が存在しない国です。

国立アルコール依存症治療機関（久里浜病院）だけしか存在しないために、薬物依存症患者たちは自らの手で民間治療組織（ダルク）を設立するしかありませんでした。

政府はいまだアルコールとニコチンの不特定多数への広告をやめさせようとはしません（ニコチンは自主規制中）。これは依存症患者家族の「心」を深く傷つけています。一方では末端薬物依存症「患者」を「犯罪者」としてのみ扱う政策を続けています。国民をアルコール・ニコチン依存症に誘導する代わりに薬物依存症患者を叩く（懲罰治療）ことで、依存症治療の社会的負担を最小限におさえてきたのです。

日本国民自身も薬物・アルコール依存症患者の扱いの違いの矛盾に気がつかないふりをしています。同じ芸能ニュースで報道される、全然逮捕される気配がなかった薬物依存症の米歌手ホイットニー・ヒューストンの死は嘆く（彼女にとどめをさしたのはベンゾジアゼピン系抗不安薬でした）。日本国民を大いに楽しませてくれた田代まさしや酒井法子や小向美奈子やＡＳＫＡや清原和博に対しては、マスコミと同調して極悪犯罪者扱いする。自分たち自身の矛盾に疑問を持つ国民がどれだけいるでしょう。

厚労省はようやく薬物依存症の集団精神療法プログラム「スマープ」を開始しましたが、従来の覚せい剤依存症だけでなく大麻や合成麻薬の危険ドラッグ、さらにはブタンガスにまで依存対象物質が広がる一方です。司法自らが矛盾に限界を感じ、刑務所内での薬物依存症集団精神療法プログラムを発表しました。

肝心の精神科医は片肺の依存症治療に関心を示さず、その結果として多剤併用大量処方のエスカレートにより多数の「精神科処方薬依存症患者」を生み出したのは、必然だったというべきでしょう。

▼医療者全般の「見えない」依存症への否認

アルコール依存症患者のほとんどは実は内科で「治療」されています。飲酒により肉体的消耗の限界に達すると、日本の患者は内科に入院して「一時的に体を休める」のです。依存症であることを「否認」している患者を一般精神科病院に入院させると、たいていはすぐに自己中心的なトラブルを起こして強制退院となるから、最初から入院させないのが現在は普通です。

内科医と患者が一緒に依存症を「否認」している状態の方がおとなしくしているのです。内科においてはアルコール依存症は「アルコール性肝炎」としてしか扱われません。その代わり時には「肝生検」という無意味な行為も行われています（飲酒依存行動が止まらなければアルコール性肝硬変が進行していくのは検査するまでもなくわかり切ったことです）。

ある時に中学高校が一緒だった内科医連中に「君たちはアルコール依存症についてどう考えているのか？」と問う機会がありましたが、彼らから全く返事はありませんでした。普段徹底して考えないように「否認」しているのがよくわかりました。

一度アルコール依存症になれば断酒により離脱せん妄を起こします。何年飲まないでいても一度飲みだせば適正飲酒は不可能となります。アルコール依存症の発病以前と以後では「器質的」に何かが変わるのです。しかし、その器質的な違いを証明することは現代医学ではできません。

「目に見える形で客観的に存在を証明できないが、経験的・主観的にそこに存在すると推測できる」という点ではＰＴＳＤ・神経症・統合失調症・うつ病・躁うつ病・非定型精神病と違いはありません。

その「目に見えない存在」を扱う専門家が精神科医であるべきはずが、目に見えない疾患を回避・否認するという点で内科医・外科医・精神科医の違いがなくなってしまっているのです。

▼政府関係者自らが犠牲に

自民党の中川昭一が2009年2月に麻生内閣の財務大臣としてローマでの「G7会議」に出席した際の記者会見で、酩酊状態であったことは世界中に「目に見える」衛星テレビ中継されました。この時は飲酒を認めながら風邪薬との併用によるためであると釈明しました。日本社会もそれを信じたふりをしました。

ネットで調べれば2008年11月の「宮中晩餐会」でも飲酒によるトラブルを起こしていることは誰でもわかることであり、アルコール依存症であることは明白でした。それを明確に指摘する政治家・マスコミ・精神科医は誰ひとりいませんでした。

しかし、2009年8月の総選挙では飲酒に問題があることを自ら認め断酒宣言をしています。落選後の10月4日には体内にアルコールが検出された状態で死亡しているのが発見されました。検死の結果ははっきりしないと報道されましたが、「未治療のアルコール依存症患者の身体衰弱生存限界」である50歳代の死（享年56歳）自体に何の不思議もなかったのです。葬儀では政敵であるはずの民主党からすらアルコール依存症の指摘はなく、その政治的才能をたたえる賛辞のみで埋め尽くされました。

1983年に父親の中川一郎が自殺した「外傷体験とアルコール依存症」との因果関係に触れる者などさらにいませんでした。

森喜朗元首相の長男の森祐喜は2010年8月に飲酒運転でコンビニエンスストアに

突っ込み石川県議を辞職しました。２０１１年7月25日に「急性膵炎による多臓器不全」により死去（享年46歳）したことが報道されました。「急性膵炎」は肝硬変や食道静脈瘤と並ぶ「アルコール依存症の末期致死性内臓疾患」です。

私がたまたま２０１１年11月に高知（日本の断酒会の発祥の地）で発表した「アリピプラゾール液単剤によるアルコール離脱せん妄治療後にアルコール依存症への心理的『否認』機制が消失し専門治療に橋渡しができた１例」（発表50）も、40歳代未治療アルコール依存症患者の急性膵炎合併例でした。この件に関しても「アルコール依存症による死」と公的に指摘した人間は皆無でした。

政府関係者ですら自らが作り出した依存症治療の無力化状態により、診断治療の機会を失うことによる犠牲者となっているのです。

▼ベゲタミンA（通称赤玉）依存症

「飲む拘束衣」と呼ばれた「合剤ベゲタミン」の主成分である「バルビタール酸」は１００年前から半世紀前まで唯一存在した向精神薬でした。日本では「心」に独特のストレスが加わる作家たちによる乱用が、様々なエピソードとして伝わっています。

作家・精神科医の北杜夫の父親である歌人・精神科医の斉藤茂吉が、「芥川龍之介にバルビタール酸を処方」していたことは、北が晩年に認めた事実です。従来は青酸カリによる自殺とされていた芥川の自殺は、斎藤が処方したバルビタール酸によるものでした。芥川には母親が狂死した外傷体験がありました。

　戦後の大衆的な乱用は市販薬として１９６０年代に猛威をふるったため、「医師による処方薬」となり、その使用は「精神科病院内に限定」されました。その後にベンゾジアゼピン系睡眠薬が登場したのです。

　15年前まで少量のベンゾジアゼピン系睡眠薬・抗不安薬を長期服用する患者たちは、強い「罪悪感・恐怖感」を抱きながら通院していました。それはベンゾジアゼピンの「常用量依存への恐怖」というより、「バルビタール酸乱用への集団的記憶としての恐怖」によるためでした。バルビタール酸に比べれば格段に安全なことと、われわれ日本人精神科医は治療法を持たない「神経症治療の代替品」であることが何となくわかっていたから黙認していたのです。バルビタール酸は精神科病院の長期入院患者にだけ処方され、彼らの高齢化・死亡とともに消えていくはずでした。

　しかし、バルビタール酸乱用への恐怖という「集団的記憶」が薄れた頃に、「駅前クリニック」を通して新規若年患者に大量にばらまかれ第2次乱用ブームが起こり、２０１６年にようやく日本精神神経学会からメーカーへの懇願により製造中止が決まりました。

▼リタリン・デパス依存症

「薬を名指しで求めてくる患者には注意しろ」というのが精神科医になった頃に「口伝」で学んだ知識でした。最初に来たのは「デパス（一般名エチゾラム）をください」という患者でした。以後私は自分からデパスを処方したことはありません。次に出会ったのは「リタリンをください」という患者でした。

薬物依存の主たる対象である覚せい剤依存症患者を犯罪者として叩き「懲罰治療」を行う日本。かつて欧米でも日本でもアルコールやニコチンは「懲罰治療」の対象でした（江戸時代最初にも何度か「禁煙令」が出ています）。

２００６年に始まった「うつ病薬物治療自殺対策」は２００７年には既に行き詰まっていました。それでも「大量処方だけを積み重ねてうつ病を治す」方向性は一層加熱し、「遅効性覚せい剤リタリン」の「乱処方」「乱用」問題が生じました。さすがの厚労省もリタリンの「うつ病」治療適応削除による事実上の使用禁止で幕を引いたつもりでした。しかし、処方した精神科医の側からの反省の弁は一度として聞いたことはありません。ほとんどの患者は「いい薬だったのにね」という精神科医の言葉を伝えています。

この反省の完全な欠如が原因となり、リタリンと違い「心理的依存」だけでなく「身体依存（離脱症状）」もあるベゲタミン・デパスの「乱処方」「乱用」に移行していったのです（読売新聞「医療ルネサンス」２０１２年９月18日「市販薬乱用しデパス食べる」記事）。日本でしか生産・流通していないデパスの逆輸入による個人購入がやっと禁止されたのは２０１６年です（２０１５年のデパス処方は9億錠で、最も処方されている抗うつ薬サインバルタの10倍）。

精神科医により「量産」されたリタリン依存症患者たちが、その後どうなったか私も忘れていました。あきらめたのだろうと勝手に思っていました。内海聡の『大笑い精神医学』のアマゾンレヴューに「リタリンの代わりのコンサータを自分が飲むために親が子供を発達障害ということにしている」と精神科看護師により書き込みがありました。「その手があったか！」と愕然としました。未治療薬物依存症患者が依存薬物を入手するための「執念」を忘れていました。

２０１６年に発表した「内服多剤併用＋デポ剤（抗精神病薬持効性注射剤）の単剤化」（発売54）では患者はデパスも処方されていました。抄録では「単剤化の要は危険薬剤エチゾラムの使用禁止である」としました。「精神神経学雑誌」２０１７年6月号に掲載された抄録では「併用薬剤の減量中止」と発表者の私の了解なしに「**改ざん**」されていました。

▼ギャンブル・浪費依存症

アルコール・薬物のような「物質依存」ですら、依存症患者と健常者を区別する器質的証拠を「現代脳科学」は示せません。「行為への依存」となればなおさら理解できない理解したくない人間が多数です。

しかしギャンブルのために2011年に「100億円」の会社の金を横領浪費した、大王製紙元会長を見て「ギャンブル依存症」の存在を否定できる人間はいないはずです。

ギャンブルというのは不正をするか、特殊な能力・努力がなければ負けるように構造的になっています。必ず負ける（金を瞬間的に失う）感覚がジェットコースターの恐怖感・爽快感に似て依存症となるのです。ギャンブルで負けるのも、不必要な大量高価な買い物で「浪費」するのも依存症としては同じことです。もちろんそれを「脳」の働きで説明する企ては成功していません。それはわれわれの「心」が経験的に知っていることです。

「カジノ法案」は膨大な「パチンコ依存症患者」を放置したまま成立しました。

「貧乏アイドル上原美優」がパチンコ依存症の両親のためにパチンコ屋の駐車場で産み落とされた「虐待行為」を、「ギャグ」としてとらえて笑ったのが日本のギャンブル依存症理解への民度なのです。

▼トラウマ・PTSDと依存症

ベトナム戦争のトラウマでPTSDを発病した米兵が「**自己処方**」として、「大麻・ヘロイン・アルコール依存症」を合併したことは広範に知られた歴史的事実です。ハリウッド映画のシナリオライターたちは戦争終結から40年以上を経ても、「ＰＴＳＤで依存症のヒーロー像」を描き続けています。

「ラストサムライ」のトム・クルーズはインディアン婦女子の虐殺に加担した騎兵隊隊員として、「シャッターアイランド」のディカプリオはユダヤ人絶滅収容所のドイツ軍監視兵を怒りにまかせて虐殺した米兵士として、トラウマに苦しみ酒におぼれる様子が描かれています。

「ラストサムライ」のＤＶＤでは冒頭のインディアン虐殺の場面と酒びたりの場面が削除されています。「シャッターアイランド」を見た映画ファンの感想をネットで見てみると、誰もがキャッチフレーズだった「謎解き」にのみ言及していました。全編が「ホロコースト」から「核への恐怖」までトラウマとＰＴＳＤのオンパレードだったにもかかわらず、ほとんど誰もそのことには触れていませんでした。字幕では１か所「混乱している」を「うつ病」とわざと「誤訳」した部分があります。

日本でアルコール依存症治療の創成期の専門家として知られた作家・精神科医のなだ・いなだも、最晩年の日本精神神経学会学術総会での講演会において「トラウマ・ＰＴＳＤと依存症」について触れることはありませんでした。その後輩である久里浜病院の「専門家」たちも、「治らない遺伝子脳病『うつ病』の背後にアルコール依存症がある」と主張するのみです。

▼依存症と新規向精神薬

最初に日本で販売されたＳＳＲＩであるルボックス（一般名フルボキサミン）がアルコール依存症の飲酒欲求を抑制することに、発売から間もなく誰かが気がつきましたが、やがて忘れられてしまいました。

２０１３年発表の「トラウマの再演としてのギャンブル依存をフルボキサミン単剤が抑制した1例」（発表26）では、豪雨の中を単独で受診したこと自体が、通常の依存症の「否認の壁」からすると異例でした。父親がギャンブル依存症で自殺したトラウマを傾聴した後で処方されたルボックスが、依存行動への衝動性を抑制しました。

２００７年発表の「元帝国陸軍兵士が複雑性ＰＴＳＤを呈した1例」（発表7）では、「連続飲酒」が日中戦争の外傷体験の傾聴後のパキシル（一般名パロキセチン）処方ですぐさま停止しました。

前述した「アリピプラゾール液単剤による～」（発表50）では患者のアルコール依存への「否認の壁」は厚く、依存を話題にしただけでひどく怒り出すありさまでした。離脱せん妄の意識障害が新規抗精神病薬エビリファイ（一般名アリピプラゾール）で完全に治癒した時に重ねて専門病院への転入院を勧めたら、あっさり「否認の壁」が消失し、退院後に実際に専門病院に入院したのです。依存症に対してトラウマを中心とした、従来とは全く異なる薬物治療の可能性を示唆しています。

7 摂食障害

依存症と同じく摂食障害はＤＳＭ以前の「治療薬のない心の病」ですから、「遺伝性脳病内因性精神病の薬物治療」にだけ固執する精神科医は本気で関わろうとはしませんでした。

過食症状に対し「マジンドール（商品名サノレックス）」という恐ろしい名前の「薬」がありますが、リタリンと同じ単なる「覚醒剤」です。

学生の頃に岩国で日本人のように背の低い白人女性を見たことがありますが、人種の違いからなのか同じくらいの身長の日本人ではあまり見かけないような、実に奇妙な肥満の仕方をしていました。それがさらに悪化すると、部屋から出るのに壁を壊してクレーンを使うとかで、ニュースで取り上げられるような状態になります。この「薬」はそういう人向きに存在するのですが、もちろんそんな状態になって飲んだからといって「治る」わけはないことは常識で考えればわかります。

日本人の過食症は拒食症との混合状態だったり、自発嘔吐や下剤の乱用を伴ったりすることが多いためか、外国人のようにとめどもなく膨張していくということはありません。しかしたまにサノレックスを処方されている患者を見ると、それまでの「治療」がろくなものではなかったことはすぐにわかります。

しかし重度拒食症はアルコール依存症と同じく「**死病**」です。未治療か治療効果がなければ身体衰弱による寿命限界は同じ50歳代です。最近街を歩いていると着衣の下の体が異常にやせこけていることが一目でわかる拒食症の女性を見かけることが割とあります。昔より増加しているから目につくのか、こちらの観察眼が鋭くなったから気づくのかどちらかよくわかりませんが。

一般の精神科病院で重度拒食症を診ることを恐れるためか、大学病院や総合病院で幽鬼のような患者を見かけます。食べないために「中心静脈栄養」をつないだまま徘徊していたりします。その点滴管を勝手にはずして点滴内容液を捨てたりもします（深部血管にカテーテルが挿入してあるから、そういう不潔操作をすると敗血症を起こす可能性があるのに）。

大学病院での研修で初発の拒食症女性患者を初めて受け持ちました。拒食症患者にたまに認められる原因不明の高度肝機能障害で内科に相談すると、栄養不良による「心臓のガス欠」で心停止しかけていると指摘され、大慌てで中心静脈栄養を施行してもらいました。そのドタバタの結果、よくわからないうちに食事をとるようになり、とりあえず体重だけは回復したのです。

先の大戦で最も頑健な男たちで構成された軍隊ですら補給の途絶で飢餓状態に置かれれ

ば（ガダルカナル島とか）、当然のごとく身動きすらできなくなり死に至る様子は無数に報告されています。しかし、重度拒食症患者たちは骨と皮になり心停止寸前でも、一見平気な様子で活発に動き回るのです。「病んだ心」が「死にかけた体」を超越して動かしている状態は、単なる肉体的な飢餓状態とは違うのです。

総合病院で初めて単独で長期担当した拒食症患者は、長時間面接を繰り返すうちに摂食・体重が回復しました。大学病院と同じ初発の若い女性でしたが、その頃の摂食障害の定説になっていた「痩せ願望」や「女性的なるものへの拒否」という「原因」は感じられませんでした。こちらも無理に定説にあてはめようとはしませんでした。「この患者はなぜ心停止する寸前まで食べられないのだろう？」と一緒に考え続けただけでした。

答えは出ませんでしたが、一緒に「考える努力と熱意」が患者に伝わったから（ラポール形成）回復したのだろうと思います。「薬」で治るなど考えもしませんでした。ところが今になって考えてみると、この患者は「親の不注意により子供の頃に広範囲な熱傷」を経験していたのでした。着衣の下の熱傷跡に気がつきにくかったとはいえ、当時はその「心の傷」に思いが及びませんでした。本人も「自分からはその問題を言わなかった」のです。阪神大震災からしばらくたった頃のことでした。

ＤＳＭ-Ⅲにおける ＰＴＳＤ概念の確立には広島原爆被爆者研究のリフトンだけでなく、重度熱傷患者の「心」の治療にあたった精神科医の協力がありました。

▼高齢者の摂食障害

実際には高齢者の摂食障害で多くの患者が内科で亡くなっていることは、間接的に情報が入ります。老衰だろうか？　身体疾患が原因だろうか？　と、内科医が迷っているうちに死亡するのです。中心静脈栄養や胃ろう栄養（腹壁から胃にカテーテルを通して胃に直接流動食を注入する）を施しても駄目なのです。人間は結局は「口から食べられなければ生きていけない」からです。

その直接治療例が「るいそう・下肢麻痺など多彩な症状を呈した複雑性ＰＴＳＤに精神療法と薬物療法が著効した1例」（『広島医学』２００５年）（発表３）なのです。この症例では「なぜ食べられないのか？」という原因を徹底的に追求して解明できました。中心には癌発病・手術への恐怖がトラウマ化した外傷記憶が見つかりました（癌手術は完全に成功していたのに）。さらには戦争中にまでさかのぼる複数の個人的な外傷記憶が活性化・複合化して「トラウマ・コンプレックス」を形成していました。新規向精神薬の力を借りながら時間をかけて「謎（病原性秘密）」が解き明かされていくにつれ、患者は心停止寸前の状態から十分に食べられるようになり、最後は逆に「肥満」しました。

▼摂食障害とトラウマ・ＰＴＳＤ

割に本当のことを書く毎日新聞が２００９年社説に児童虐待・児童性的虐待の被害者で

特に女性が多くPTSDを発病し、「依存症」「摂食障害」「自傷」「自殺未遂」「うつ症状」などの下位症状を認めるという記事を書いています。

摂食障害にも集団精神療法が行われていますが、アルコール依存症治療と同じくトラウマ・PTSDとの関係は否認され停滞しています。雑誌『精神科治療学』2012年10～11月号は「摂食障害」特集でしたが、見出しを見る限りではPTSDとの関係については全く触れていません。

患者Mの娘であるAの「トラウマの連鎖」による摂食障害と不登校は、テレビで一目瞭然でありながら、中川昭一の依存症と同じく「公的専門家」からは否認されています。

8　癌緩和ケアと解離・せん妄

総合病院に勤務していた時に、重篤ではない開腹手術をした患者（胆嚢摘出手術だったか、当時は身体に負担の少ない内視鏡手術はまだなかったので）が夜間に幻覚妄想状態になったと連絡があり、翌朝リエゾン診察をしました。患者は全く平静に戻っており「何だったんでしょうかあれは？」と首をかしげていました。

どんなに上手な手術であっても「開腹」となると「身体に多大なストレス」がかかります。それが原因で生じる幻覚妄想・興奮・意識混濁が「せん妄」です。アルコール離脱、頭部手術、老衰・認知症、癌末期など身体的な衰えに伴い生じる精神症状です。抗不安薬や抗うつ薬処方ではかえって悪化するので抗精神病薬を投与することが知られています。脳外科では術後の「せん妄」の扱いに慣れているので、発病しても自分たちで治療しています。もっとも2012年に発表した「アリピプラゾール液単剤が著効したアルコール離脱せん妄と頭部術後せん妄の2例」（発表52）では、脳外科から紹介された後者の症例は精神科と同じく旧型抗精神病薬ハロペリドールを中心にした多剤併用処方で治療が行き詰まったための紹介でした。

2006年に「がん対策基本法」が成立し2007年から施行されたことにより、「癌緩和ケア」は癌治療において義務化されました。それまでの終末期癌治療が麻薬による癌性疼痛管理に偏っていたのに対し、「死への恐怖による心の痛み」が原因の精神障害（PTSD）をケア（予防）・キュア（治療）することが目的でした。

しかし福島原発事故で秋に延期になった2011年107回日本精神神経学会学術総会（東京）での癌緩和ケア発表では全て、癌発病により発生し治療対象となる精神障害は「うつ病（内因性：遺伝性脳病）」「適応障害（未病）」「せん妄（外因性：身体因性精神障害）」のみとされていました。

日本が地下鉄サリンテロや自衛隊の海外派兵や阪神大震災・福島原発事故・東日本大震災を経験する前には、「アメリカのように戦争をしない平和な日本ではPTSDは存在しない」と主張する精神科医が多数存在しました。

戦争がなく伝染性感染症死の可能性が少なく長生きできる先進国における最も日常的な「死への恐怖の可能性」は、苦痛を伴う癌による死です。

福島原発事故による放射能汚染で長崎広島原爆被爆者と同じ、「放射能による発癌での死の恐怖トラウマ」が上積みされました。

「(放射能性)癌恐怖トラウマPTSD」を「うつ病」「適応障害」「せん妄」にすり替えるという「言葉遊び」により、「癌緩和ケア」は有名無実な存在となりました。

私が精神科以外の身体科で研修していた時に、癌の告知に立ち会ったことがあります。当時は本人への癌告知はまだ行われておらず、初老男性の妻と娘に指導医から告知が行われました。数年前に行われた癌手術の後に「転移」していることが確認されたのです。

告知の瞬間に妻と娘の顔面から「血の気が引く」のがはっきり見えました。

その日に入院した男性は検査のための通常の点滴を受けましたが、「自己抜針」して血だらけになっていました。

もうろうとしたうつろな表情の男性の顔を今でも記憶しています。画像診断で確認された転移巣は、まだ全身状態への影響は皆無でしたから、この意識障害は癌末期の身体衰弱による「せん妄」によるものではありませんでした。

直接告知しなくても本人は十分理解していた、「癌の転移」への「心理的ストレス(恐怖トラウマ）」が原因の「解離状態（急性ＰＴＳＤ）」だったのです。

しかし近年の「癌緩和ケア」発表に「うつ病」「適応障害」があっても「ＰＴＳＤ」がないように、「せん妄」はあっても「解離」という診断はありません。

福島原発事故の放射能による発癌の恐怖は患者だけにとどまりません。同じように被ばくした患者の周囲の人間にも同じ恐怖を与えるのです。

9　神経症（ノイローゼ）＝気分変調症（ディスチィミア）

ＤＳＭ-Ⅲ以前にＰＴＳＤを知らなかった私たち日本人精神科医にとって唯一の「心因性精神疾患」が「神経症」でした。われわれはＤＳＭ-Ⅲをそれまでの私たちの精神疾患の捉え方（慣用診断）と同じく「内因性精神病」＋「神経症」の組み合わせだと考えていました。しかし「ＤＳＭ-Ⅳ」に至り、ＤＳＭではフロイトの「無意識の理論」に基づく「神経症」が消滅したことをやがて知りました。

１９８０年にＤＳＭ-Ⅲはそれまでアメリカ精神医学の「主流」であった神経症理論（全ての精神障害は心因で理解できる）を否定するために成立しました。全ての精神障害は１９５０年代に発見され使用が拡大しつつあった向精神薬治療のみで治るはずであり、「神経薬理学研究」により内因性精神病だけでなく、神経症の正体をも解明されるはずであるという前提でした。しかし、薬が効かない「抑うつ神経症」の存在を完全に消すことは無理と考えて、「**気分変調症・dysthymia**」に押し込められて残されたのです。

精神療法抜きで薬だけで治るはずの「メランコリー型うつ病（内因性うつ病）」が、「難治性＝不治性うつ病だらけ」である実態が２００７年に明らかになるにつれて、「実は薬が効きにくい『ディスチィミア型うつ病』が増えているんです」という「説明？（言葉遊び）」でその場をしのぐことが繰り返されてきました。

これは「従来型うつ病ではなく新型うつ病が増えた」の関係に引き継がれていきます。「うつ病ではない別の病気（神経症・ＰＴＳＤ）です」とは言うまいとして、「違う『うつ病』です、薬の効果がなくても『うつ病』だから薬物治療は続けます」とごまかす言い訳に「ディスティミア」という「言葉」が使われてきたのです。

神経症とは何か？　しばしば「性格的な病気である」という説明がされますが、これは明らかな誤りです。

⑴　遺伝で決定される性格が基本的には修正できないように、治療することがほとんど不可能であるという意味。

⑵　フロイトの想定した神経症を生み出す基本原理である「内的欲動」仮説の複雑さが理解できずに、「人間に本来備わっているもの」＝「性格」と短絡的に理解している場合にこの説明が行われます。

「性格」とは「遺伝」で形成されますから神経症＝性格的な病気とした場合、「遺伝性脳病（うつ病・躁うつ病・統合失調症・非定型精神病）」や「遺伝性脳病の病前性格」と区別がなくなってしまいます。

フロイトを十分学ばなかった私たち日本人精神科医が知っていたのは、「**心因性疾患（神経症）に（直接的な）心因なし**」という「口伝」だけでした。「心因（トラウマ：病因化外傷記憶）によりPTSDを発病する」というような直線的な因果関係は成立しないとだけ理解していました。

「主訴を自傷としラポールとタンドスピロン・SSRIでトラウマとしての幻想（ファンタジー）を想起したフロイト型PTSD（神経症）の1例」（2013・2014年発表）（発表14、28、40）は、地方の若い女性が都市部の学校に進学卒業し就職しようとした時に、抑うつ感とリストカットを認めました。その時の主治医は「適応障害」と診断しましたが、リスカは止まらず帰郷し転医してきました。

問診してみるとリスカ時に「解離性健忘」が生じていることがわかりました。「自分の身体を大切にできる」という「肯定的な暗示」を与えただけで、私と「治療契約」した「主人格」がリスカ時に出現する「交代人格」を牽制してリスカはすぐに止まりました（解離性同一性障害の合併）。この時に患者は「あんな約束（契約）するんじゃなかった」と言いました。「主人格」にリスカを止められた「交代人格」の歯がゆさが記憶に残っていて、そういう表現になるのです。ここまでは私の「通常のPTSD治療」と同じでした。

しかし、「3世代家族で何となく互いによそよそしさを感じさせる家族」でしたが「虐待」という関係ではなく、他にも明らかな外傷体験はありませんでした。

ベンゾジアゼピン系薬を整理してセロトニン作動薬のセディールを処方し、日記筆記による「簡易自由連想」を行いました。10か月後に「私は3歳の時に曾祖母を殺した」という「主観的事実」を思い出したのです。もちろんこれは「客観的事実（曾祖母は老衰で死亡）」ではなく、フロイトの発見した「無意識」の生み出す「**ファンタジー（偽記憶・幻想）**」だったのです。「幻想」内容から「偽トラウマ」として作用していたことは明らかでした。患者自身がそのことを認めることで安定した就労能力が引き出され、その優秀さから職場で引っ張りだこ状態となり、1年8か月で服薬・通院終了となりました。

フロイトは最初はヒステリーの心的外傷説から「無意識」の精神医学を研究していきました。やがて彼は「幻想」を発見することで、人間の「無意識」がなぜこのような「幻想」を生み出すのか？　という謎について生涯考え続けました。

フロイトに批判的なハーマンはその様子を「心的外傷を否定し、自説をとめどもなくあちらをふくらませこちらをふくらませしていった」と軽蔑をこめて表現しています。日本人で数少ない精神分析医の資格を持つ岡野憲一郎は自著の『新外傷性精神障害』で、フロイトが「幻想」を生み出すと考えた「内的欲動」が「本能的（遺伝という意味ではない）」なものだけでなく、「外部からの刺激（**フロイト型トラウマ**）」の影響も受けているのではないかと晩年まで考え続けていたことを解き明かしています。

共に「心（無意識）の病」である「神経症」と「PTSD」とは対立する点より、共通する点の方が多いことを私の症例も示しています。私は両者の関係を「従兄弟みたいなもの」と考えています。両者を合わせて考えることで初めて「心の病」は成立するのです。

DSMの「不安障害」には「神経症の残骸」が集められています。「恐怖症」「全般性不安障害」「パニック障害」「強迫性障害」「社交不安障害」などです。これは本来の「神経症」とは全く別のものだと言えます。フロイトの「無意識の理論」を否認し、内因性精神病のように「記述的症状」で分類し、それぞれがSSRIによる薬物治療のみで治療するという、「内因性精神病の子分」のように扱われた「神経症の死骸」のようなものです。

さすがにいくらSSRIで治療すると称しても「モノアミン仮説（脳内伝達物質セロトニンの減少が病因）」の対象に該当しないことは、慎重に触れられないようにされています。

10 恐怖症

総合病院精神科に勤務し夜間当直していた時に、当時まだ珍しかった「マンゴー」を食べて重度のアレルギーを起こした人が受診しました。あわてて内科の先生に応援を求めましたが、気道の粘膜が浮腫を起こして窒息死するところでした。マンゴーはウルシ科の植物です。私も少年時代よく山の中で遊んでいて、うるしでひどくかぶれたことが何度もありました。

しかし、それ以後そこまで重度のマンゴーアレルギーを起こした人に会ったことはないし、自分も少量口にしても異常はありません。しかし非常に果物好きな自分がそれから20年以上を経過しても、やはり基本的にはマンゴーだけは「怖くて」食べられないのです。たいがいの人が「(毒)蛇」を恐れるのと同じく、具体的な「恐怖(アレルギー)」に基づいた「マンゴー恐怖症」と言えるでしょう。しかし、治療しなくて死ぬまでマンゴーが怖くて食べられなくても、私の人生にたいした支障はありません(最近病院の検食でシロップ漬けマンゴーがよく出るのには当惑していますが)。

若い男性が古典的な「蜘蛛恐怖」で受診したことがありました。一緒に受診したかわいい彼女もいる普通の若者でした。仕事で車に同僚と乗りこみ運転していたらハンドルのところに小さな蜘蛛がいて、思わずハンドルから手を離し事故を起こしそうになりました。仕事でみなと山に入りツタにすがりついてがけをよじ登っていると、蜘蛛がいてツタから手を離し転落するところだったこともあります。この若者にとって「蜘蛛恐怖」による体験の集積は、長い人生で多大な損失をもたらす可能性があります。継続して治療することはできませんでしたが、なぜこのような「蜘蛛」を対象にする強い恐怖が生じるのか簡単には理解できそうにありませんでした。一度だけルボックス（ＳＳＲＩ）を服用してもらうと、蜘蛛恐怖は抑制されても表情がぼんやりとした印象を認めました。

このような神秘的で古典的で典型的な「恐怖症」は現代にも存在するのです。「ＤＳＭの不安障害」による「神経症否定」では「恐怖症」を理解することも治療することもできません。ですから「ＤＳＭ」は「恐怖症」について多くは語らないように慎重に避けています。

11 全般性不安障害

社交不安障害・強迫性障害・パニック障害と次々ＳＳＲＩの治療適応をとった「神経症圏」精神障害のなかで、全般性不安障害は恐怖症と同じく「薬（ＳＳＲＩ）」による治療の対象にはなりませんでした。

もともとフロイトが精神症状から治療対象として抽出した「不安神経症」から薬（三環系抗うつ薬）に反応する急性不安発作（パニック障害）だけ分離させた残りの「慢性不安症状」なのです。

私が２００６年に発表した「不安症状の背後に心的外傷を認めた2症例」（発表４）のうちの1症例は、症状的にはＤＳＭの全般性不安障害の診断基準を完全に満たしていました。元来（遺伝的性格）は快活な若い男性でした。症状を「薬」で抑制しようとするのではなく、「なぜこの症状が生まれたのだろう」と面接で一緒に考えていたところ、患者は自然に「催眠状態」に陥り、「結婚への社会的差別」による「心の傷」を過去に経験していることを思い出しました。催眠状態で明らかになったトラウマは覚醒状態では完全な健忘を起こすことが多いのですが、この患者は以後の診察でも忘れておらず新しい恋人とともに社会的差別と闘う決意を示し、症状は急速に消滅しました。

12 強迫性障害

一見われわれとどこも違ってないような子供を真に愛する母親が、「子供を殺す」という「言葉（強迫思考）」が繰り返し繰り返し頭の中を駆け巡り錯乱に近い状態になる。若い妻が夫と出かけようとすると戸締りが無限に気にかかり、ドアノブを何時間もみがき続ける（強迫行為）。

通常の論理では決して説明できませんが、遺伝性脳病とは明らかに異なる精神疾患がそこに存在するのです。その症状が三環系抗うつ薬（アナフラニール）やＳＳＲＩに「反応」するからといって、特異な「心の病」への医学的研究心や畏怖の念を否認した時点で精神医学はその生命を失っているのです。

元は優秀な職業人だったある母親は、子供の頃に「るいれき（結核性リンパ節炎）」を経験していました。首筋に「わずかなふくらみ」が見つかった後で診断されたのです。自分の子供が成長して家族で出かけようとすると、なんでもない自分の子供の頭がふくらんでいるような気がして何時間も確認し続けて（強迫行為）結局出かけられないのです。「るいれき」を罹患した外傷体験と「強迫行為」の間には明らかな因果関係がありますが、外傷体験をあまり気にしてないように見えました。

アナフラニールは眠気が強すぎて少量でも服用できませんでした。症状が悪化したため一時的に子供と距離を置くために入院しても、状況は大きく変化しませんでした。診察中に自然に催眠状態になったこともあったのですが、「無意識の病」らしかったのですが、治療には影響しませんでした。

最初のＳＳＲＩであるルボックスを投与すると症状（強迫行為）は劇的に消滅しました。症状が改善すると患者はあまり受診しなくなるもので、病院に医師を選ばず薬をもらいにくるだけの患者と私はすれ違いが続きました。

久しぶりに患者と面接してみると、たしかにルボックスによる強迫行為の抑制効果は続いていました。しかし、患者が服用前に「立て板に水」で繰り返し話していた病状を中心とした「**話の骨格が全く変化していない**」ことに愕然としました。症状が抑制されて状況が大きく変化しているはずなのに、全く同じようにしゃべっているのです。

ルボックスはストレス（外傷体験）から強迫行為に至る未知の経路の一部を完全に遮断していましたが、症状を生み出す「心の構造」には何一つ影響を与えていなかったのです。

13 社交不安障害（対人恐怖症・赤面恐怖症）

一方では特定の「恐怖症」については「ＤＳＭ流薬物治療」の対象となりました。「対人（赤面）恐怖症」と呼ばれてきた「社交不安障害」です。かつてこの疾患は日本文化固有の精神障害である「文化結合症候群」と考えられていました。この疾患の治療法として考えられたのは日本精神医学の数少ないオリジナルの業績である「森田療法」です。「対人恐怖症」は日本精神医学が唯一正面から取り組んだ「心の病」だったと言えるでしょう。

そしてそれはDSM-Ⅲ成立により欧米にも「発見」されました。なぜそのようなことが起きたのかは謎です。精神医学の対象として「不安」を「発見」したのがフロイトが初めてであったように、フロイトにも「見落とし」があったということなのかもしれません。

問題なのはDSM-Ⅲの「社交不安障害＝対人恐怖症」が「SSRIで治る」という治療法とセットで「黒船」のごとく日本に押し寄せてきたことです。それによって日本精神医学が積み上げてきた「心の病」としての研究の集積は木端微塵に吹き飛ばされました。もちろん強迫性障害・パニック障害とSSRIの関係と同じく、実際の治療結果を見てみれば「SSRIに反応している」だけで「薬だけで治る」わけではありません。運が良くて薬を延々と飲みながら現状を維持するだけか、症状に押されて次第に生活そのものがジリ貧になっていくかということなのです。

私が2006年に発表した「不安症状の背後に心的外傷を認めた2症例」（発表4）のもう1例は大学生の男性で、DSMの社交不安障害の診断基準に完全に適合しました。普段の彼は（遺伝的に）友達も多く性格も明るいと自己分析していました。しかし、学校の授業で注目されたりすると周囲の目からも明らかな発汗や動悸など社交不安症状が出現しました。就活を控えて今後の人生に大きな不安を抱えて受診したのです。手早く生活歴を聞きながらその症状がいつから認められたのか丹念に確認していきました。その時小学生時に尊敬していた父親が社会的な罪を犯し逮捕された外傷体験を思い出しました。

アメリカで薬物治療登場直前に重度精神障害（統合失調症・複雑性ＰＴＳＤ）の非薬物治療で抜群の成績をあげた精神科医のハリー・スタック・サリヴァン（１８９２〜１９４９）は、人が「心の傷」を隠す心理的メカニズムとして「無意識」を利用する「解離」や「抑圧」ではなく「**選択的無関心**（**否認**）」のメカニズムについて熟知していました。

人はそこに「心の傷」が存在することを知っていても、わずかに視線をそらすことでその存在を忘れたかのように振る舞うことが可能なのです。ちょうど今の日本人が「心の病（ＰＴＳＤ・神経症）」から目をそらしているように。

患者は自らの「心の傷」の存在に気がついた後は再び視線をそらすことはしませんでした。その後で少量のＳＳＲＩを服用すると、緊張を強いられる場面や苦手だった人ごみにも適応することが可能になりました。最後まで診ることはできませんでしたが、あの若者はきっとトラウマを「受容」しＳＳＲＩから「卒業」できたと信じています。

14 パニック障害

「うつ病」「躁うつ病」だけでは専門のレパートリーが少なすぎると思った時に、薬物治療専門精神科医が「薬だけで治る精神障害」として真っ先に堂々と広告するのが「パニック障害」です。だから「不安障害（神経症圏精神障害）」の最後に登場させました。

人間の「心」から「不安」を精神医学の治療研究対象として抽出したのはフロイトです。「不安神経症」から最初に「薬（三環系抗うつ薬）」に「反応」する「不安」部分を切り離したのが「パニック障害」なのです。

もともとアメリカの精神科病院で統合失調症として入院していた患者（アメリカではＤＳＭ-Ⅱまでは社会での生活に耐えられない入院精神障害者が統合失調症とされていました）が、偶然に三環系抗うつ薬を服用したら効果があったために、その症状がパニック障害として切り離されたのです。

しかし多くのパニック障害患者は三環系抗うつ薬の長期服用は副作用のため困難であり、ベンゾジアゼピン系抗不安薬による治療に移行していきました。しかし、「飲めば発作が抑制されるが飲まないと再発する」ため作用時間の短いベンゾジアゼピン系抗不安薬では「依存症」に陥りやすいのです。ＳＳＲＩへの移行が推奨されてきましたが効果が期待より不十分なためと、アクチベーション・シンドローム（ＳＳＲＩの副作用とされる殺人自殺衝動）の危険のため移行は不十分なままです。

「胸腹部中心の強い不快感と死の不安・恐怖」がセットになって急激に出現しますが、症状のベースとなる身体所見は見当たりません。精神科受診時には既に一通り身体的なチェックが済んでいることが多いのですが、身体科の医師はほとんど「パニック障害」という病名を口にはせずに患者自身が病名を推定して受診する場合がほとんどです。「心理的ストレスが自律神経に働きかけて強烈な身体症状を形成する」という得体の知れなさが、身体科の医師に「パニック障害診断」を回避させているのでしょう。「初発から死ぬかもしれないという強い恐怖を伴う」のは身体症状からだけでは説明できません。例えば心疾患による痛みならそれが致死的な結果に至る可能性があっても、痛みを自覚した瞬間に本人は「死の恐怖」は自覚できない場合もあるからです。「薬がよく効いて発作はありません」という患者でもよく聞いてみると、発作への恐怖により生活範囲が縮小している例がほとんどです。「(発作が起きたら困るから)電車に乗れない」「自動車の運転をしても長いトンネルは避ける」「(髪を洗っていて発作が起きたら困るから)散髪に行きにくい」など至るところに影響が出ます。

1992年に10018人を対象にした大規模疫学調査においてパニック障害の発病者には「**死別体験が大きく関係している**」ことが明らかになっていますが、薬物治療中心の現在ではこの事実は全く省みられることがありません。

ある時救急依頼で、パニック発作を起こした患者が精神科医の診察を希望していると連絡が入ったことがありました。男性で受診時には既に発作はおさまっていました。初めて診た患者だったので少し聞いてみますと、若い時に一緒にアルバイトしていた仲のいい男性が突然の交通事故で亡くなり驚いたという外傷体験がありました。

あるパニック症状を認める高齢男性にパキシル（ＳＳＲＩ）を処方すると、症状は緩和されましたが完全ではなく、追加でベンゾジアゼピン系抗不安薬を処方しました。

話を聞いてみると、若い時に幼馴染の友達と大工仕事の手伝いをしていた時に、普通の民家の２階から転落した友達は打ち所が悪く目の前であっけなく亡くなってしまいました。それを知らせに行った先には、新婚ほやほやの奥さんがいたということを思い出しました。

「昔のことですが今でも顔を思い出します」と言うので、別に宗派は何でもいいけど毎日友達の冥福を祈ってあげたらよいでしょうと助言しました。以後はパキシルのみで発作はよく抑制されるようになりました。

また２０１０年・２０１１年に発表した「３歳時に被爆した晩発性広島原爆ＰＴＳＤ」（発表11、22）も主訴はパニック症状のみでした。**パニック障害はＰＴＳＤの単なる亜型**と考えるのが自然です。

15 内因性精神病の新規発病の消滅

10年前まで精神病（統合失調症・うつ病・躁うつ病・非定型精神病）とは「いまだ解明されぬ遺伝性脳病仮説＝内因性」であり「心の病」ではないという前提に精神医学は存在しました。その前提は基本的には今も変わっていません。

これらの「遺伝性脳病」の新規発病が突然消滅して10年以上になります。おそらく世界中で起きている現象です。その証拠はそれ以前に比べて精神障害に向精神薬を飲ませても効かなくなり、治らなくなったからです。一番典型的なのは最も向精神薬がよく効いた「うつ病」と「抗うつ薬」の関係です。「うつ病」が「新型うつ病」に変わったからという証明不可能で荒唐無稽な説明で理解することはできません。

それは「PTSD・神経症」の爆発的増加と時期を同じくしています。

「心因・環境因による精神障害」である「PTSD・神経症」が時代により増減することは、19世紀末の「ヒステリー（PTSD・神経症）」の増加という歴史的事実があります。これもなぜそうなのかというと、説明不能の大いなる謎です。

しかし「遺伝性脳病」の新規発病が突然に消滅したことを説明するには、相当な議論や研究が必要でしょう。そもそも本当に遺伝性脳病だったのかという定義にまで立ち返る必要があると思います。

今になって考えてみれば、「遺伝病」であるはずの統合失調症の生涯発病率が疫学的に、「地域や国や人種や民族に関わらず１％弱」であるとされていたことは不思議な話でした。本来なら、当然ばらつきがあるはずですから。

私たちが当然と考えてきた精神医学の前提というものは極めて不安定なものだったとするしかありません。後述する「非定型精神病」と「統合失調症」の「心因」との関係に、内因性精神病の消滅の謎のヒントがあるのかもしれません。

16 統合失調症

▼村上春樹の描く外傷体験と幻覚

２０１５年に学会や私用で私は3回神戸を訪れる機会がありました。すると前から興味があった村上春樹のことが気になりだしました。言うまでもなく神戸は今や世界的に著名な作家となった村上春樹の出身地です。私はそれまで彼の紀行文は愛読していましたが、難解と言われる小説はほとんど読んだことがありませんでした。神戸の書店で彼の処女作である『風の歌を聴け』を購入して初めて読んでみました。

読み進めていて驚いたのは、登場人物の「子供の頃の事故で指が一本ない外傷体験を持つ若い女性」が、主人公である「僕」に「幻聴」の存在を打ち明ける場面でした。この女性は「父親の長患いによる癌死の過程の心理的・経済的ストレスにより一家離散した」という「癌患者家族の外傷体験者」（同じ背景を持つ女性は『ノルウェイの森』にも登場します）でもありました。

その「幻聴」には「複数の人声によりはっきり内容が聞きとれる」「内容は死ねとか聞くのが苦痛な汚い言葉である」という特徴がありました。これは「ＰＴＳＤ患者」に認められる「解離性幻聴」の特徴として知られています。

「僕」は「心配なら病院に行けばいい」とは言いますが決して強要しようとはしません。女性は「僕」がそういう人間だと信用したから打ち明けたのです。逆に幻聴を理由に自らを責任能力のない「狂人」扱いするであろう信頼ができない相手に対しては、「幻聴の存在を隠すことが可能」であり「幻聴に支配されていない」ことも「ＰＴＳＤの解離性幻聴」の特徴です。

しかしこの女性が最もトラウマにより病んでいる部分とは、痛切に「愛」を求めながら男性と「信頼に基づく健康な愛情関係」を育めなくなっていることです。これも外傷を負う過程で人と人との「縁を喪失」した「ＰＴＳＤ患者の特徴」と言えるでしょう。女性は愛のない交際による結果としての望まない妊娠と堕胎によりさらに自分を傷つけて「僕」の前から消えていきます。

この小説が発表されて村上春樹が「群像新人文学賞」を受賞したのが「１９７９年」でした。ベトナム戦争がアメリカの敗北に終わったのが「１９７５年」。ベトナム帰還兵の研究からアメリカ人精神科医のＲ・Ｊ・リフトンが「ＰＴＳＤ」を北米の新しい診断基準「ＤＳＭ-Ⅲ」に組み込むことに成功したのが「１９８０年」でした。

女性精神科医のジュディス・ハーマンが児童虐待・児童性的虐待・ＤＶ・レイプ被害者の研究からＰＴＳＤ患者の「解離性症状」への臨床的知見を深め、「心的外傷と回復」を著したのは「１９９２年」のことです。

村上春樹の作品中の「ＰＴＳＤ性幻聴」の記述は、実際に彼が執筆以前に誰かから「幻聴」が存在することの告白を「傾聴」した自身の体験に基づくものだと思われます。なぜなら世界中のほとんどの精神科医が、１９７９年の時点でも「統合失調症の幻聴」から「ＰＴＳＤの幻聴」を分離することはできなかったからです。私が精神科医として「統合失調症の幻聴の薬物治療」を開始するのは、それから12年後でした。

１０００万部を売り上げた『ノルウェイの森』でも、村上春樹は「友人・恋人の自殺」という「外傷体験」を描いていますが、実人生でも知人の自殺を体験していることを繰り返し語っています。また以後の作品で中国での日本の「戦争行為」が描かれていますが、それは彼の父親の中国での「戦争体験」が反映しているであろうことは多くの読者や研究者が指摘しています。

『ノルウェイの森』でヒロインの「直子」は「心」を病んで「精神疾患治療施設」に入院し自殺します。近年まで日本の「精神科病院」のほとんど全てが「統合失調症薬物治療施設」だったから、直子を「統合失調症」と診断した精神科医もいます。

村上春樹が描いたのは彼が体験した「心的外傷により傷ついた人たち」を治療するための「架空の精神疾患治療施設」であり、現実の日本の精神科病院とは何の関係もありません。

おそらく、高度な芸術的感受性の持ち主である彼自身が「深い心の傷」を抱えていることが作品内容とその描写からうかがわれます。

▼クルト・シュナイダーの1級症状の消滅

2013年に改訂された北米診断基準「DSM－5」において「統合失調症」の最も注目すべき改訂部分は「クルト・シュナイダーの1級症状の特別扱いの終了」です。

ドイツ人精神科医のシュナイダーはドイツ精神医学が「T4作戦」を実行していた時には前線で軍医として働き、「手が汚れていない」とされました。

ドイツ精神医学の末裔と言える日本精神医学において、戦後ドイツ精神医学の主役であるシュナイダーが提唱した「シュナイダー症状」は、統合失調症診断で極めて重要な意味を持ってきました。

「幻覚妄想」を中心とした「シュナイダー症状」の重視により、「幻覚妄想症状を認めると統合失調症」と短絡的に考えられる原因ともなってきました。

この症状の特別扱いが終了となったのは「統合失調症患者よりＰＴＳＤ患者の方がシュナイダー症状を多く認める」ことがアメリカのＰＴＳＤ研究によりわかったからです。

映画「タイタニック」で日本でも有名になった俳優のディカプリオが、１９５０年代のアメリカの精神科病院を舞台に第２次大戦帰還兵トラウマＰＴＳＤ患者を演じたスコセッシ監督の「シャッターアイランド」には「ＰＴＳＤ性の幻覚妄想」が恐ろしく美しく描かれています。そしてこの幻覚妄想には「最初の抗精神病薬であるクロルプロマジンが効かない」ことも示されています。

スコセッシ監督はベトナム戦争帰還兵トラウマＰＴＳＤ患者の暴力を描いたロバート・デ・ニーロ主演の「タクシードライバー」以来一貫して、ＰＴＳＤを生み出す人間の暴力性を描き続けてきました。「シュナイダー症状とＰＴＳＤの関係」は岡野憲一郎の『新外傷性精神障害』にも説明されています。

ところがほとんどの日本人精神科医は「シュナイダー症状の特別扱いが中止された理由」について沈黙しています。月刊雑誌『精神科治療学』（星和書店）の２０１０年８月号「ＤＳＭ-５ドラフト（予定稿）をどう考えるか」特集でも、「統合失調症」の執筆担当者はシュナイダー症状の『低格化』に怒りながら、『低格化』の理由を「幻覚妄想にバイオロジカルマーカー（生物学的指標）、科学的エビデンス（証拠）が存在しないから」としています。

「生物学的に存在する証拠が示せない脳病仮説の統合失調症の幻覚妄想と、体験的に存在が明らかなＰＴＳＤの幻覚妄想との違いを区別できないから」だとは言わないのです。

また私が２０１４年に広島市の大型書店の精神医学コーナーで一般向けの「ＤＳＭ-５解説書」を無作為に手に取って調べてみても、「特別扱いの中止」は記載されていても「中止理由」の説明はありませんでした。

▼夏目漱石の統合失調症

従来の病跡学では夏目漱石の診断は「統合失調症圏」とされてきました。『坊ちゃん』の作中においても坊ちゃんが赤シャツと野だいこと釣りに行き、狭い釣り船の中で2人が坊ちゃんの悪口を話すという描写は漱石自身の被害的幻覚妄想症状の反映です。

しかし、内因性精神病中心の精神医学では統合失調症圏の夏目漱石がなぜ高度な文学的創造性を死の直前まで発揮できたのかは説明することができませんでした。

一方で文学史的によく知られているのは漱石の「幼児期の外傷体験」です。没落していく旧家の高齢の両親の晩年に生まれた子である漱石は、「里子（さとご）」という形で一度は「親に捨てられた子供」でした。

松山の有名な秋山好古（よしふる）（コサック騎兵団を破った日本軍騎兵の父）・真之（日本海海戦での東郷平八郎の参謀：正岡子規を通して夏目漱石とも親交があった）兄弟が貧乏士族の子供で、「里子」に出されそうになった真之を兄の好古が必死で親に頼んで防いだのは『坂の上の雲』で有名なエピソードです。

「DSM-5」の改訂により漱石の幻覚妄想が「PTSD性幻覚妄想」であることが医学的にはっきり位置づけられました。また「悪妻」とされてきた妻の鏡子さんへの「DV」の事実も近年徐々に語れるようになってきましたが、これも漱石のPTSD性被害的幻覚妄想と人格の解離によるものであることは残された漱石の病状の描写記録から明らかです。

村上春樹の紀行文『ラオスにいったい何があるというんですか？』で、熊本を訪問した時に、あまり語られてこなかった鏡子さんの「入水自殺未遂事件」に触れているのは、彼の心的外傷への感受性の鋭さの現れでしょう。

▼思考障害（滅裂思考）

かつては「精神障害者の犯罪＝統合失調症」と考えられてきましたが、新聞報道などで「容疑者は意味不明のことを話している」という「思考障害（滅裂思考）」も統合失調症の特徴と一般には思われています。

私が内因性精神病中心の視点から、徐々にＰＴＳＤの存在に気がつき始めていた時期に、他の精神科医がもてあましていた若い女性「統合失調症」患者の治療を交代しました。

その患者は面接で「30分以上支離滅裂」にしゃべり続けました。一度も「同じ言葉を繰り返す様子」はありませんでした。

しかし私は「この患者は統合失調症ではない」という確信を持って聞き続けました。

そのような診療が繰り返されたある日に、彼女はついに「先生には何をしても（どんなに統合失調症のふりをしても）見抜かれる！」と泣き出しました。

その後の面接で彼女の思春期に、父親が不慮の事故死を遂げたこと、社会人になってから父親のような上司と不本意な不倫をした「外傷体験」があることがわかりました。

この患者が突然どぎつい化粧をして「別人」のようになる「人格の交代」も目撃しました。

何にでも化ける病気である「ＰＴＳＤ＝ヒステリー」と「統合失調症」を、幻覚妄想や滅裂思考という「記述的な症状」で区別することはほとんど不可能なのです。

19世紀から20世紀にかけて膨大な「解離性同一性障害（ＰＴＳＤ）症例報告論文」が、一斉に「統合失調症」に変わったことは、今では知られています。

▼プレコックス感

では実際にはどうやって本物の「統合失調症」を診断していたのか？　一つは統合失調症に関する疫学的知識でした。統合失調症は初発が「10代後半から20代前半の社会に巣立とうという若者の病気」とされていました。近年まで児童精神医学が存在しなかった日本の精神医療において、精神科への若者の受診はまれでした。もし受診した時には最も「緊張」しました。それは「中年期にのみ発病するうつ病」による「自殺」をどう阻止すべきかという「緊張」と並ぶ真剣なものでした。

「統合失調症患者と相対した時に観察者が感じる何となく不吉な感じ、表情のかたさ、冷たさ、態度のぎごちなさ、感情疎通性のなさ、奇妙な唐突さなど人格全般から直観的に把握される総合的な印象」という「**プレコックス感**」を「主観的」に感じ取るためでした。

この「精神科医の主観性の訓練」こそが統合失調症の早期発見・早期治療を可能にし、患者の人生における統合失調症の予後を決定的に左右すると確信されていたからです。

むしろ「クルト・シュナイダーの1級症状」の「批判的幻聴」「複数人の対話形式の幻聴」「自己の思考・感情・行為のさせられ体験」などはＰＴＳＤが激増してから頻繁に経験するようになりました。「幻覚妄想＝ＰＴＳＤ」と確信が持てるようになっていたから詳細に具体的に聞き出すことも可能になりました。村上春樹の『風の歌を聴け』の「僕」のように、ＰＴＳＤ患者に「無闇にスティグマ（烙印：遺伝脳病の統合失調症診断）を与えない」ようになったからです。

▼統合失調症の進行と悪化

なぜ早期発見・早期治療に真剣にならざるをえなかったかと言えば、最初に統合失調症を「早発性認知症」と唱えたクレペリンのように、統合失調症は慢性的に進行し徐々に悪化していくと考えられたからです。一旦は回復して安定した状態になったように見えても**(ファーゼ phase・病相)**、再発悪化を繰り返して徐々に低いレベルの phase に落ちていく。

抗精神病薬の登場によりそのプロセスを少しでも食い止められると考えられたのです。

私が精神科医として自分の責任で治療を始めたばかりの時に、そういう若者の統合失調症初発患者の診断と治療を体験しました。既に海外では用いられていた新規抗精神病薬SDAの存在など知らないままに、旧型（定型）抗精神病薬のみで多剤併用大量処方に陥らないように注意しながら精一杯治療にあたりました。家族の理解と協力も得られて数年間安定した状態が続き、患者自身がより高次の社会適応を求めて行動した時に再発したのです。

その後は10年近く断続的な接触はありましたが、私の転勤により治療関係からは離れていきました。

その後に再び主治医になる機会がありましたが、最初の処方の構成が良かったためかＳＤＡ単剤による適正な薬物治療を受けていて社会的支援も可能な限り利用していましたが、何度か再発を認めていました。

この時に患者が少し照れくさそうに悲しそうに「最初に診てもらった時の先生の年齢より年上になってしまいました」と言った言葉に、返すべき言葉がありませんでした。

「その若者がもし発病しなければ存在したであろうきらめくような可能性の多くが、発病により失われていく」が統合失調症の最も適切な「定義」だろうと思います。

▼統合失調症患者の「優しさ」

実際には抗精神病薬の出現によっても統合失調症という定義困難な謎の精神疾患の持つ悲劇性を消滅させることはできませんでした。

また昭和期の日本社会の停滞性は、次々海外で開発される新規向精神薬の迅速な採用を促す有効な治験制度の構築に失敗しました。日本精神医療は長すぎる旧型抗精神病薬・抗うつ薬の使用に倦(う)み疲れ、多剤併用処方の悪癖を深刻なものにしていきました。

「うつ病」患者の大量出現により精神科病院勤務の精神科医たちが次々と駅前クリニックを開業していきました。そこで彼らが直面したのは予想とは違い、思うように治ってくれない「うつ病」患者群でした。苛立(いらだ)った彼らは自らの悪癖である多剤併用大量処方を極限まで悪化させてしまったのです。

抗精神病薬の登場によっても統合失調症治療に無力だった精神科医を支えてくれたのは、彼らの持つ「優しさ」であり、その「優しさ」への「甘え」が習慣化していたことが精神科クリニックでの多剤併用大量処方問題の深刻な悪化を招いたという精神科医の反省の弁を何度か目にしたことがあります。

現在ようやく、かつて言われていた「統合失調症の軽症化」が再びささやかれています。実際には「本物の統合失調症患者の新規発症の消滅と統合失調症に見えるＰＴＳＤの存在」を意味するわけですが、あの「気の毒で優しい若者たち（統合失調症）」を目にすることはなくなったのです。

▼統合失調症とＰＴＳＤを区別する方法

ＤＳＭもあきらめた統合失調症とＰＴＳＤを鑑別診断する方法。

２０１４年・２０１５年に発表した「誘因としてのトラウマを想起して再発を防いだ統合失調症の１例〜ＰＴＳＤとの無意識構造の比較による統合失調症の再定義」（発表15、31）の症例では、患者は発病年齢や抗精神病薬への治療反応や「再発時にあまりはっきりとした幻覚妄想状態にはならない」ことから「本物の統合失調症」と診断されましたが、中年期以後にあまりに再発を繰り返すために何らかの「心理的な再発誘因」の存在が疑われていました。

長期間の詳細な問診の結果、父親が日中戦争出征と広島原爆被爆のトラウマによるアルコール依存症で亡くなっていることがわかりました。患者はその不幸の原因を理由なく、今も同居している母親のせいだと思い込んでいることがわかり、その認知を修正することで再発を完全に止めることが可能になりました。この場合は「父親の死の外傷記憶」がPTSDのように「病因（トラウマ）」ではなく「再発誘因」として機能していたのです。

しかしPTSD患者の無意識から外傷記憶を想起させる時には常にあいまいにしようとしている「手応え」が感じられていたのが、統合失調症患者の場合はあまりにストレートに外傷記憶が想起されるために、こちらから診察にブレーキをかける必要が感じられました。

やはり「秘密になっていた外傷記憶」の想起は患者の「心」にダメージを与えるからです。

この「**手応え（無意識）**」の違いが統合失調症とPTSDの違いではないでしょうか。

軽度の知的障害者のPTSD患者のトラウマの想起も統合失調症患者に似たストレートな印象を受けることがあります。その代わりに想起によるダメージは統合失調症患者より軽い感じがします。

17 躁うつ病

▼本物の躁うつ病（双極性障害Ⅰ型）

私が初めて一人で外来治療を任された時に、引き継いだ長期通院・服薬の慢性期患者は主に躁うつ病と統合失調症と診断された患者たちでした。そして最初に強く印象づけられたのは躁うつ病の患者の方たちでした。その患者たちはみな主剤として「金属元素リチウム（商品名リーマス）」を服用していました。リチウムの治療効果とは「躁うつ症状を消す」ことだったのでしょうか？

患者たちによく聞いてみると、その人たちはみな健常者よりは振幅のある「躁うつのゆるやかで長大な気分の波」を感じていることがわかりました。長期にわたりリチウムでその波をコントロールしている患者たちは、その波の特徴を熟知し上手に余裕を持って「波乗り」をしている人たちでした。また躁うつ病患者たちは医師〜患者としての関係を越えて、接していて「気持ちがいい人たち」でした。その時に出会ったある高齢の患者とは長く年賀状のやり取りをして、その患者が再発することなく老衰で亡くなった時に最後のお手紙を御家族からいただきました。

ところがその後に別の病院でもっと多くの躁うつ病患者を診るようになると、自分の持っていた躁うつ病患者の良い治療経過のイメージが当てはまらない慢性期患者たちがいることを知りました。

カルテを調べて古い病歴までさかのぼると、そういった患者たちは必ず「躁うつ病の抑うつ状態」の時期に「抗うつ薬」を服用しては「躁転」を繰り返していた患者たちであることがわかりました。それだけではなく「抗うつ薬の服用による躁転」を繰り返した患者たちは、その失敗に学び反省して修正することができない「認知機能の低下」「病識の欠如」も認められることがわかってきました。通常、躁うつ病は統合失調症と比べて「病識の欠如」はないと教科書的には言われていたのにです。

躁うつ病においての「躁状態期」は周囲の人間はそのエネルギー過剰な異常言動に苦しめられますが、本人自身には「爽快」ですらあります。一方で「抑うつ状態期」は「うつ病」の「抑うつ状態」と比較すれば軽度で、単独で外来受診も可能です。しかし、患者の主観的には「極めて大きな苦痛」として感じられます。「気分安定薬（ムード・スタビライザー）リチウム」が「躁転しない抑うつ状態の回復」という「気分安定効果」を発揮するには時間がかかります。その時期に「抗うつ薬」を服用すれば必ず「躁転」し治療の一からのやり直しになるとわかっているはずなのに、「麻薬」に手を出すように「抗うつ薬」を求め「躁転」を繰り返している一群の躁うつ病患者たちがいたのです。しかも彼らに綿密に問診してみると「抗うつ薬により躁転を繰り返している」という「病識」も厳密には失っていたのです。

「躁うつ病の薬物治療目標」とは「リチウムにより躁うつの波を消滅させること」ではなく、「リチウムによる波の振幅の緩和」により患者に考える余裕を与え、「自己の波の特性を理解して適応するための認知機能を高めること」であることを知りました。抗うつ薬による躁転はそれを妨害していたのです。

ある患者は初診で強い抑うつ症状を認めました。「うつ病」として即入院となり抗うつ薬が処方されました。途端に「躁転」しました。もう一度よく問診をすると受診前の数年間、半年交代で軽躁状態と軽うつ状態の周期を認め、躁うつ病の前駆症状を示していたことがわかりました。処方はリチウム単剤に変更され初診時よりは抑うつ症状がやや緩和した「躁うつ病の軽度抑うつ状態」となり退院しました。しかし、患者の主観的苦痛は大きく通院するのがやっとでした。

リチウムの気分安定効果が本格的に作用するのに時間がかかることはわかっていましたので、ただ服用を続け時間が経つのを待つしかありませんでした。それでもその患者のために特に時間をもうけて2週間ごとに診察を行いました。実際には特別に話すことなどあるわけでなく、「にらめっこ」しながら抑うつ状態の「苦痛を共有」するという意味しかありませんでした。しかし半年後の診察でついに「何かが変わった」ことを共に感じることができました。リチウムによる「躁転ではない抑うつ症状の改善効果」が確認されたのでした。

それから間もなく私は他の病院に替わり連絡もないままに数年経ちました。ある日、突然その患者が転勤先の病院に現れたのです。リチウム単剤による回復後の数年間は極めて良好な経過を認めたため、その時の主治医との合意の上で「リチウムの服用を停止してみたところ抑うつ状態で再発」したのでした。もちろんすぐに服用を再開しましたが、治療効果が現れるのに時間がかかることは前回の経験から本人も理解していました。「リチウムの治療効果が認められるまでひたすら躁うつ病の抑うつ状態の苦痛を耐える時間」をまた私と共有したいがために、私の転勤先を探して受診したのです。

リチウムが実際に処方されている医療機関とは別に「相談」という形で不定期に受診してもらい、再びリチウムが本格的な治療効果を発揮するまでの時間を共有しました。

その後もごくたまに「相談」のために受診されることがありましたが経過は極めて順調でした。主に「人生上の転機」のタイミングの時に「相談」に受診されました。もちろん判断と決断は本人自身の責任で行われ、私は話を聞きながら相槌を打つ程度でした。おそらく私の反応を見ながら、自身の判断と決断が躁うつ症状の影響を受けていないか確かめておられたのでしょう。

また躁うつ病患者の「躁状態期」の激しさを一度でも経験した周囲の者は、二度と忘れることのできない強い印象を持ちます。保護室に収容するしかなくなった患者は「昼夜を問わず怒号し壁や扉を蹴り乱打」します。同じく保護室に収容された統合失調症の興奮状態の患者の異常行動は、躁うつ病患者に比較して持続時間と程度において劣ります。大声を出すことがあっても、多くは意味不明のものです。ところが躁うつ病患者の怒号は病院・医者・家族への尽きることのない言語明瞭な罵詈雑言であり、病院スタッフだけでなく同時期に隣の保護室に収容された統合失調症患者ですら参ってしまう質と量なのです。

自然に興奮がおさまるのを待つのではなく薬物治療を試みようとするなら、抗精神病薬の投与により鎮静させるしかありませんが、もちろん患者は内服を拒否します。筋肉注射をしようとするなら多数のスタッフで抑えつけなくてはなりませんが、抵抗する患者も抵抗されるスタッフもけがをしないようにするには神経を遣います。しかも一回の注射くらいでは何の効果もありません。一度はデポ剤（抗精神病薬持効性注射剤）を使用してみたことがありましたが、結局鎮静したのは隔離保護安静による自然経過と推測される時間が経過してからでした。

ところがやっと鎮静した躁うつ病患者に似たような病態の統合失調症患者にはほとんどみられない、抗精神病薬の副作用の「錐体外路症状による嚥下障害」が突然に強烈に出現したのです。

もともとクレペリンによる「精神病の統合失調症と気分障害（躁うつ病・うつ病）の二分法」以前の精神医学の最初期から考えられてきたのは、「**単一精神病仮説**」でした。「単一精神病仮説」とは様々な異なる精神疾患が存在するのではなく、単一の精神疾患が経過時期によってそれぞれ異なる疾患のような病態を示しているだけであるという仮説です。

ところが向精神薬治療の登場により、「統合失調症はリチウム単剤では治療できない」ことと「躁うつ病は定型（旧型）抗精神病薬単剤では治療できない」ことから、「両疾患が異なる疾患」であることがはっきりしたのです。

基本的に躁うつ病患者の抗精神病薬の副作用への耐性の低さは、「躁状態極期」を除き健常者と変わらないのです。

▼双極性障害Ⅱ型

２００６年からスタートした「自殺対策＝遺伝脳病内因性うつ病薬物治療」キャンペーンは、２００７年には遅効性覚醒剤リタリンの「精神科医の乱処方」による乱用・蔓延に行きつきました。リタリンの「うつ病」治療への処方禁止で「うつ病」キャンペーンは早々に実質的には破綻しました。「薬ですぐ治るはずの心の風邪うつ病」がさっぱり治らず、多剤併用大量処方薬漬けから遅効性覚醒剤リタリンの乱処方にまで短期間で突き進んだのですから。

ところがそこにタレント女医Ｋの『雅子さまと「新型うつ」』（朝日新書）（２００９年３月出版）により「新型うつ病」が登場しました。

一方で２００９年２月に放映されたＮＨＫスペシャル「うつ病治療　常識が変わる」で「双極性障害Ⅱ型」という「ＤＳＭの躁うつ病」『うつ病』の超拡大解釈に替わる『躁うつ病』の超拡大解釈」が登場しました。

この番組で印象的だったのは、「治らないうつ病」に14年間苦しめられてきたという会社員の登場でした。抑うつ的でインタビューに答えるのも声を絞り出すのがやっとだという彼が、クリニックが設定したうつ病患者のグループ療法の場で、「別人のように」積極的に主導権を握って精力的に発言する場面が撮影されました。そして彼は「うつ病」ではなく実は「双極性障害Ⅱ型」だったと紹介されたのです。

ここで「躁状態期間」と「抑うつ状態期間」を「長大な波」として繰り返す「躁うつ病」が「躁状態」と「抑うつ状態」が存在すればよいとする「双極性障害」にすり替えられたのです。

「躁うつ病」にはまれに「ラピッドサイクラー（高速循環）タイプ」という病態が存在するとされてきましたが、「１年間で４回以上の躁うつの波がある」がその定義でした。つまり１回の躁状態期間、うつ状態期間が「１か月半以下」なら「速すぎる周期」ということです。

ところが「双極性障害Ⅱ型」と診断されたなかにはＮＨＫ番組登場患者のように「一日のうちに何回も躁状態、うつ状態が見られる」という患者もいる始末で、「ラピッドサイクラー」という診断そのものが用いられなくなりました。

「双極性障害Ⅱ型」はさらに2012年2月のNHK「ここまできた！　うつ病治療」で「うつ病と診断されてきた膨大な人たちの『4割』が双極性障害Ⅱ型だった」とまでされました。

これで私たち精神科医が長く当然の事実として学び実際に初診治療で経験してきた「内因性精神病の疫学知識」である「人口100人当たりの統合失調症の生涯発病率は0・8％、うつ病は0・4％、躁うつ病は0・2％以下でまれ」も消滅したのです。

▼双極性障害Ⅱ型の薬物治療

多くの「難治性（不治性）うつ病」患者が「実はあなたは双極性障害Ⅱ型だったんですよ」と「診断変更を告知」されるようになりました。既に「うつ病」と診断治療されて治らないままに自殺した患者も多かったはずですが、「被害者」であるはずの患者からは「誤診」していた精神科医への非難より「より正確な診断への変更」を喜ぶ声が多かったのは奇妙な話です。

そして躁うつ病治療薬である「気分安定薬（リチウム）」が「抗うつ薬に上乗せ処方」されるようになりました。本来なら「躁うつ病」に「抗うつ薬」は「禁忌」です。なぜなら激しく「躁転」するはずだからです。「日本うつ病学会」も最初は「双極性障害Ⅱ型への診断変更」＋「抗うつ薬への気分安定薬の上乗せ」に注意を促したこともありました。その声はその処方のあまりの蔓延ぶりにかき消されてしまいました。

しかし診断変更して気分安定薬を「上乗せ」しても、本来の「躁うつ病」治療効果は全く感じられないという現象が普通であることがわかってきました。

徐々に「双極性障害Ⅱ型の躁状態を抗精神病薬で、うつ状態は抗うつ薬でコントロールする」という「**悪夢のような薬物治療**」が主流となっていきました。

この「薬物治療法」を聞くと私はいつも「1985年の日航機墜落事故」を連想します。

飛行を「安定」させる「舵（垂直尾翼）」が吹き飛んだ日航機はしばらくの間は機長の超人的な操縦技術により、「左右のジェットエンジンの出力調整を舵代わり」にして飛び続けて、結局は墜落したのです。

「舵（気分安定薬）」が効かないから右のエンジン（抗精神病薬）と左のエンジン（抗うつ薬）を調整して飛ぼうというのですから日航機の最後の飛行と全く同じです。

この「治療法」が追認されるように2010年から2012年にかけて抗精神病薬のジプレキサ（商品名オランザピン）とエビリファイ（商品名アリピプラゾール）が「双極性障害治療薬」として認可されました。

これにより「抗精神病薬は統合失調症には治療効果があるが躁うつ病にはないから躁う

つ病と統合失調症は異なる疾患である」という「２種類の内因性精神病が存在するという２次的な証拠」が否定されたようなものです。

躁うつ病について唯一確実にわかっていたことは、「リチウム」という「金属元素」に治療効果があるということです。これはオーストラリアの精神科医ジョン・ケードのかなりいい加減な臨床実験研究により１９４９年に偶然発見されました。ですがなぜ「金属元素」に精神疾患治療効果があるのか、精神医学は「モノアミン仮説」のように広く知られた仮説すら立てることができていませんでした。

「双極性障害Ⅱ型」と診断変更しても「気分安定薬」は効かない。「抗精神病薬」を治療薬としても治るわけではないということから、次に登場したのが「ラミクタール（一般名ラモトリギン）」でした。本来は「抗てんかん薬」だったラミクタールが「双極性障害治療薬」とされたのです。

もともと「テグレトール（一般名カルバマゼピン）」という「抗てんかん薬」が「リチウム」の補助的な躁うつ病治療効果があることは知られていました。私もリチウム治療抵抗性躁うつ病にテグレトールが著効した症例を１例だけ経験しています。この薬はごくまれに「全身に熱傷のようなひどい薬疹」を起こすことも知られていました。

ラミクタールにも重度薬疹発症の可能性があるため、発売当初には最少量から使用するように重ねて強調されていました。

「ゼプリオン（一般名パリペリドン）持効性注射剤」と「内服薬の多剤」の併用による死亡者が続出し「ブルーレター（安全性速報）」が出た2014年に、ラミクタール使用者からも死者が出たことにより再び「ブルーレター」が発行されました。そこでは「守られていなかった開始用量」のみが強調されていますが、実際にはこの「薬害死」は「診断の誤り」と「多剤併用」が原因であると考えるべきです。死亡例の1例は「双極性障害Ⅱ型治療薬」としてラミクタールが処方されたのです。

死亡した初老の女性は最初は「抑うつ状態」から「うつ病」と診断されて入院し、「抗うつ薬SSRI」の「ルボックス・デプロメール（一般名フルボキサミン）」で治療されています。

退院後に患者に今度は「強い希死念慮」を認めたところで「うつ病」は「治らないうつ病」となり、さらに「双極性障害Ⅱ型」に診断変更されています。実際にはSSRIの副作用である「アクチベーション・シンドローム（自殺衝動）」が起きたと考えられます。

しかし、主治医はSSRIを中止することなく「双極性障害Ⅱ型」に診断変更することで、「双極性障害の抑うつ症状」治療には「SSRIの増量」と「三環系抗うつ薬アナフラニール（一般名クロミプラミン）」の「多剤併用」を行い、「双極性障害の躁状態」治療には「抗精神病薬ジプレキサ」と「ラミクタール」が「多剤併用」で処方されています。

やがて致命的な皮膚症状の前兆が認められてもラミクタールの内服中止指示は出され

ず、他院に救命治療のために搬送されてから初めてラミクタール服用が中止されたのです。全身の重度熱傷様の薬疹は、その死がラミクタールによるものであることを決定的に証明していました。これが「双極性障害Ⅱ型の薬物治療を象徴する症例」と言えるでしょう。

２０１５年6月18日の毎日新聞記事で獨協医科大学教授・井原裕、杏林大学名誉教授・田島治、国立精神神経医療研究センター部長・松本俊彦により「ＳＳＲＩの副作用であるアクチベーション・シンドローム」が「双極性障害Ⅱ型の実態」であり、「抗精神病薬などの多剤併用の上乗せ」が症状をさらに悪化させていると警告されました。

また「遺伝的な素因」により発病するとされている双極性障害（躁うつ病）が急増するとは考えられないと述べています。しかし、社会も精神科医も患者も聞く耳を持たないのが現状と言えるでしょう。

「うつ病」では「治らない」から「双極性障害Ⅱ型」なら「治る」と診断変更を歓迎した患者たちも、診断変更して久しいにもかかわらず一向に「治らない」苦痛に満ちた状態が続いているはずです。２０１６年の雑誌『ＡＥＲＡ』は「双極性障害の9割が5年以内に再発」と記事にしました。しかし、今度は「躁うつ病（双極性障害）は治らないから一生付き合っていく病気」という説明に満足しているのでしょうか？「本物の躁うつ病の安定した慢性期」がどういうものかを知らないからがまんできるのでしょう。

18　非定型精神病（ＭＩＴＳＵＤＡ病）

藤圭子が飛び降り自殺をした時に、一部のマスコミはすぐに「自殺＝遺伝脳病うつ病」と報じました。ところが彼女が空港で多額の現金を所持していた行為がとがめられたことがニュースにもなったように、世界中のカジノを渡り歩き娘の宇多田ヒカルが稼ぎだした億単位の金をギャンブルに使っていた「ギャンブル依存症」であったことは広く知られていました。また宇多田ヒカルの証言で家族に対して「被害妄想症状」を示していたことも明らかになりました。

「うつ病」では病状を説明し切れなくなった時に、助け舟を出したのが精神科医の和田秀樹でした。彼は藤圭子を「統合失調症と躁うつ病の症状を合わせ持つ統合失調感情障害」と「マスコミ向けに診断」したのです。

「統合失調感情障害」とは「ＤＳＭ」以前は「非定型精神病」と呼ばれていた内因性精神病です。「定型」精神病（うつ病・躁うつ病・統合失調症）とは異なる「定型に非ざる」精神病というネーミングはうっかりすると都合がいい「ゴミ箱診断」となりそうですが、実際には「かなり特徴的な病像」を有していました。

報道では「躁うつ病」のように「間欠的」「挿間的」に「統合失調症様」の病態を認め

るとされていました。「躁うつ病」はその「極期」には症状が目立ちますが、実際には「間欠的」ではなく常にゆるやかな「波状の病期」を示す「慢性的」な疾患です。それに比べ「非定型精神病」は時には10年間でも症状が出現しません。「無症状時期」は通院も服薬もしなくても普通に生活や仕事ができます。

「間欠的」に出現する「統合失調症様」の症状も話す内容が「妄想様」であっても完全には「妄想」とは表現し切れない内容です。

むしろ特徴的なのは「昏迷（中程度の意識混濁）」と「**酩酊様**」という症状です。ある主婦の患者は初発時から一人の主治医にだけ何十年も診療を受けていました。長期継続して記録された病歴から、通院服薬しなくても10年近く普通に生活でき夫と一緒に自営業に就労できる時期があったこともわかっていました。1年ごとの短期間に連続して「昏迷状態」による再発を繰り返し始めた時に、私に主治医が代わりました。

1回の抗精神病薬（当時はハロペリドール）注射だけで数日で顕著に「昏迷状態」から平常状態に回復しました。何回か再発入院を繰り返すうちに、私はもしかしたら「入院した」という「環境変化の影響」だけで回復しているのではないか？　という疑問を持ちました。次の再発入院の際には、数日は「無処方」で観察してみました。すると「昏迷状態」が強まり飲水すら困難になってきたので、すぐに抗精神病薬を注射したところやはり同じように急速に平常状態に回復したのです。

別の非定型精神病患者も短期間に「昏迷状態」で再発を繰り返しますが、入院して1回の抗精神病薬注射で急速に回復するという同じ病態を示しました。回復退院後も無症状でも定期的に通院してくれました。無症状期の抗精神病薬内服は副作用が統合失調症患者より強く認められました。それでもお願いして「最少量の抗精神病薬内服を継続する場合」と、「無処方で定期通院するだけの場合」を比較してみると、間欠的に再発入院すること自体に違いがありませんでした。

つまり「非定型精神病」は間欠的な発症時には「統合失調症」より抗精神病薬の治療効果が速効性に認められますが、維持薬物治療は副作用の苦痛のみで再発防止効果がないということがわかりました。抗精神病薬による治療効果の違いからも「統合失調症」とは全く異なる疾患であることがわかります。

「酩酊様状態」で器物破損を繰り返した別の非定型精神病患者を何度か保護室に隔離しました。そういう時に何か「妄想様の話」をすることはありましたが、藤圭子さんの「被害妄想」のように「妄想」とはっきり断定できる内容ではありませんでした。

ある長期通院患者には「統合失調症」「アルコール依存症」の病名がついていました。常に「周囲に見られる自動車のナンバーなどの数字には自分を害する意味が隠されている」という「妄想知覚（正常な知覚に多くの場合自分に関係あるような誤った意味が付与される統合失調症に特徴的とされる症状）」が長期間固定して変化はありませんでした。

昼間から酒を飲んでいるようでもありました。しかし、不穏状態になり久々に入院になったときに、外出して飲酒したわけでもないのに「ひどく酔っぱらった酩酊様状態」を示したので「非定型精神病」と確診できました。

さらにこの患者が「強迫的」に繰り返していた「妄想知覚」は、兄との金銭問題による外傷体験がルーツになっていることがわかりました。それがわかると今度はうまく「強迫的」に繰り返すことが難しくなりました。「外傷に基づく強迫症状」が「内因性精神病の増悪を抑制」していたという点では興味ある症例です。

前述した「統合失調症」（発表15、31）では「外傷記憶という誘因」が「内因性精神病を再発増悪」させていたのと対照的です。「SSRI・SDAの登場」「PTSD・神経症の爆発的増加」「内因性精神病の消滅」という現象を解明するヒントかもしれません。

和田秀樹の「統合失調感情障害（非定型精神病）は躁うつ病と統合失調症の混血児」という医学的説明は「嘘」ということです。

「非定型精神病」は森田療法と並んで日本精神医学の数少ないオリジナル研究でした。この疾患を詳しく研究した満田（みつだ）久敏は大阪医科大学教授でした。海外では「MITSUDA病」と呼称されたこともあったようです。

日本精神医学はこれをクレペリンが考えた内因性精神病の統合失調症と感情障害（うつ病・躁うつ病）の2大分類から「第3の亜型」に位置づけようと長く努力してきました。

しかし、ＤＳＭ-Ⅲにより「統合失調症＋感情障害」と呼称されたことにより2大分類に引き戻されてしまいました。同時に「間欠・挿間発症」「昏迷」「酩酊様」「統合失調症様」という臨床的知見も失われたのです。

非定型精神病も他の内因性精神病と同じく新規発病が停止していますが、振り返ると、1人入院するだけで精神科病院が丸ごと引っ掻き回された「躁うつ病の躁状態」よりは数量的には多く見られた印象があります。

実際の藤圭子の病態にはさらに「摂食障害」「人格の解離」「激しい頭痛」など「非定型精神病」とは無関係で、「児童性的虐待トラウマＰＴＳＤ」の発病を推測される症状が認められました。

児童性的虐待トラウマＰＴＳＤを研究したハンガリーの精神分析医フェレンツィは「被害者の頭痛は加害者のペニスの象徴的表現である」と述べていますし、私も前述した「激しい頭痛——ペニスを象徴する奇怪だが病識のある解離性幻視——児童性的虐待トラウマＰＴＳＤ」症例を経験しています。

藤圭子の生活史は常に「少女時代の貧困（貧困は児童虐待・児童性的虐待の温床）」から語られてきました。晩年の母親との絶縁（子供を虐待から守れない母親）や最初の前川清との結婚生活の破綻の原因が性生活（性行為への嫌悪・冷感）だったことも児童性的虐待既往の状況証拠として考えられます。

再婚された宇多田照實氏が海外で多様な人生経験を積まれた日本人ばなれした包容力のある人物であり、日本からアメリカに生活拠点を移した環境変化の影響も彼女にプラスに働き、最後は残念な結果になったとはいえ晩年までＰＴＳＤの発病増悪をある程度は抑制していたと考えられます。

19 うつ病

精神科医とは「目に見えない」精神障害と推定される患者に実際に自己の判断と責任において「向精神薬と称される化合物を処方する」ことで、「その反応を観察する」ことができる唯一の職業です。

その経験がない精神科医以外の人は、その点については精神科医と対等に議論する条件がないのです。

かつて「うつ病の薬物治療」は精神科医に自らの職業の存在価値を最も実感させてくれる精神障害でした。それほどよく「薬で治った」のです。

一度だけ患者の自己判断での服薬・通院中止による再発のため再受診してきたことがあります。その患者は再び自己判断で中止しましたが再発はしませんでした。

逆に「うつ病の認知行動療法」が「薬物治療」に優先するとしたら、それは「犯罪行為」だと言えます。実際にアメリカでは過去に「うつ病」への「精神分析療法」が「薬物治療」に優先したために、患者は容易に治癒しないことによって多大な経済的不利益をこうむったとして裁判になっています。この裁判では精神科医が敗訴しています。薬物治療が効果がないから「認知行動療法」を持ち出すというのは、それが「うつ病ではない証拠」です。

また若い精神科医が「うつ病が薬で治った」経験を持たず、「難治性（不治性）うつ病への電気ショック治療」ばかりしているなら、「うつ病治療」に関しては「素人」との違いはないということです。

『臨床精神医学』２０１７年5月号の「治らないうつ病特集」で「うつ病の権威」とされた野村総一郎は「老子思想でうつ病が治らないことをあきらめる」記事を書いています。「うつ病」を「薬物治療」で「治した」経験のある精神科医は現在の「うつ病」患者が「うつ病ではない」と断言する責任があるはずでしょう。

▼「タレント女医K」の「発明」した「新型うつ病」

「薬だけですぐ治る心の風邪うつ病キャンペーン」は「治らない」ことで、早期に挫折し遅効性覚醒剤リタリン乱処方という惨事まで引き起こしました。やがて「薬で治る『従来型』うつ病は減った」という言葉があちこちで聞かれるようになりました。

しかし、「どれぐらい『従来型』が残っているか？」という点にはみなが口を閉ざしています。「減った」のではなく「消滅した」ということを認めたくないからです。

もしいくらかでも残っているのなら「私は薬がよく効いてすぐに治って服薬を終了しても再発しない」という患者たちの声もあがるはずですし、精神科医自身が「うつ病は薬だけで治るし、治らないのは一部の例外」という考えを死守したでしょう。ところが現実には「何年もどれだけ薬を飲んでも治らない」「治ったようでもすぐに再発を繰り返す」と厚労省も認めているのが現実です。

また「薬で治らないうつ病患者」のなかに、それまでの「うつ病」の説明と異なる病態を示す患者が目立ってきました。それが「タレント女医Ｋ」が「発明」した「ＤＳＭにもＩＣＤ＝international classification of disease（国際疾病分類）にも存在しない新型うつ病」でした。

「職場（抑うつ）と職場外（軽躁）での気分・人格の様子が入れ替わるうつ病患者」です。

私が２０１６年に発表した「新型うつ病に似た遅発性交通事故ＰＴＳＤにセルトラリンが著効した例」（発表33）も「職場（仕事に集中しない不真面目な態度）」と「職場外（抑うつや焦燥感をまぎらわすために趣味の釣りに熱心）」では気分と人格の様子が異なっていました。「外傷体験の傾聴後に処方されたＳＳＲＩ（Ｊゾロフト）により短期間に完治し長期再発しなかった」ことにより「職場でのプチ人格解離を伴うＰＴＳＤ」と診断することが可能でした。

「新型うつ病」とは「解離症状（解離性同一性障害）」の概念を否認することで成立しているのです。

▼産後うつ病ではない産後ＰＴＳＤ

疫学的に中年期に発病するとされてきた「うつ病」が、若い女性の妊娠出産後にも「産後うつ病」として発病するとされてきました。その発病には「ホルモン」が関与するという「産後うつ病のホルモン仮説」まで当たり前のように語られています。破綻した「うつ病のモノアミン仮説」との「二重仮説」です。

２０１５年に発表した「治療開始1年後のＳＳＲＩ処方がトラウマ関連記憶を刺激した産後ＰＴＳＤ症例」（発表30）では患者は産後に抑うつ症状が出現しましたが、傾聴すると児童期に母親が変死した外傷体験を認めました。「産後に自分も母親のように死ぬのではなかろうか」という「恐怖」が抑圧されていたことがわかりました。

出産により女性は「娘」から「母」に変わり、受容されていなかった外傷記憶が産後ＰＴＳＤ発病の病因となるのです。

20 境界性（ボーダー）「人格障害」

「適応障害」はもともとはドイツ精神医学の「心因反応」であり、「心因性精神障害」を「否定」するドイツ精神医学が「心因で生じる状態像は病気ではなく精神科医が関わる問題ではない」というのが本来の意味です。

「人格障害」も本来意味する概念をごまかすための「言葉遊び」に過ぎません。

ドイツ精神医学にさかのぼれば「精神病質」「変質者」にあたります。「**遺伝的に生物として劣化（変質）したなれの果て**」という意味です。

こんな「病名」を受け入れることが喜ばしいことでしょうか？　どうやって「治す」のでしょうか？「人格障害」の診断を受けた人は、「私は変質者？」と声に出してみて自問自答すべきでしょう。

内因性精神病が「普通に見えるりんごが途中で腐りだすから、腐った部分を何とか処置する」というイメージならば、「人格障害＝変質者」は「実として形になった時から恐ろしく歪んだ醜いりんご」という意味になります。こんな人間がもし本当に存在するなら「治療」できるわけがないし、その「必要もない」ということになります。どうしても目障りだというなら内因性精神病と一緒に「Ｔ４作戦」のように「処分」するしかないということになります。

解説によくあるのは「分類が体系的ではない」というものです。「遺伝性脳病性」と位置づけられながら、遺伝学的脳病理学的な「仮説すら全くない」のですから「体系的に分類できない」のは当たり前です。

「19世紀」に生まれたクルト・シュナイダー（1887〜1967）が「臨床精神病理学」で「精神病質・変質者」を「思いつき」で観察分類した時のことを想像してみましょう。

戦前というのは機械文明が発達した現代と比べて、どこの国でも生きること自体が厳しい時代でした。当時比較的に恵まれた生活をしていた人でも、現代において貧しいとされる人たちよりもよほど厳しい生活を送っていました。そういった世界の中でとりわけ苦しく貧しい生活を経て成長した人たちは多数存在しました。しかし、その時代にはそれは当たり前のことでした。

「後天的」にそのような「極端に外傷的環境」で成長すれば、それがもって生まれた遺伝的な「性格」「人格」を歪ませる可能性は極めて高かったはずです。「貧しさが当たり前」の時代に生まれ育ったシュナイダーがそういう視点をもてなかったとしても、後世のわれわれがそれに追従する必要がどこにあるのでしょうか。

『最暗黒の東京』（松原岩五郎著、講談社学術文庫）という明治期のスラム街のルポルタージュを現在も読むことができますが、現在では見かけることは不可能な心身の状態にある社会の最底辺の人たちが登場します。

「変質者」の言い換えに過ぎない「人格障害」で、これさえ知っていれば間に合うのが「境界性人格障害」です。「ボーダー」とか「パーソナリティ障害」とか俗称されるのもこれです。そもそも「境界（ボーダー）」とは「内因性精神病」と「心因性精神障害の神経症」との「境界」という意味です。どちらも「DSM」が排除した概念でありながら、境界性人格障害は「DSM」の中でこそ猛威をふるっています。

1950〜1960年代にマスターソンやガンダーソンがこの状態像に気がついた時に、彼らはアメリカ社会に蔓延し始めた児童虐待が子供たちに与える影響に気がついていませんでした。現代では「境界性人格障害」と診断される患者の多数が児童虐待の被害者であることは調査によりわかっています。

境界性人格障害の特徴とされる「**分裂（スプリッティング）**」は「急に態度を変えるがそのことを覚えている」と言われますが、PTSDの「解離（急に態度を変えるがそのことを覚えていない）」と区別することはほとんど無理だといえるでしょう。「解離」しても完全に記憶を失っていない場合もありますし、PTSD患者は自分が記憶を失うことを本能的に隠そうとするために、質問者が質問の仕方を心得ていなければ覚えているか覚えていないか正確な事実を聞きだすことができないからです。

また境界性人格障害の特徴が「自分の態度を急に変える」だけではなく、自分と接する「相手の評価も全く逆転させて変える」とも言われています。「理想化されて自分を助けてくれると期待する相手」と「邪悪で無能で自分を理解する力すらないから攻撃すべき対象とする相手」という評価の急変換です。それはまるで他者を「操作しようとしている」かのようです。

このような「分裂」という現象の起源は遺伝的なものではないということは、ハーマンが児童虐待・DV被害者の膨大な聞き取り調査で明らかになり既に心理的なメカニズムは解明されています。

心的外傷を与える加害者は被害者により深刻なダメージを与えるために、「本能的（遺伝的？）」にか共通してこのように「分裂」した態度で被害者と接するということです。加害者は被害者を慕い溺愛するかと思えば、一転して虐待し攻撃するのです。

虐待被害者は自らが体験した加害者の態度を、そのまま「取り込み」「再演」しているだけだということです。

わが国においては「境界性人格障害」と「PTSD」の概念が紹介された相互の時間的な間隔は、文化科学輸入国の宿命で短いものでした。

私も2001年以降に精神科患者の「雰囲気」がいきなり変わったことを最初は「境界性人格障害」で理解しようとし、間もなく「解離・PTSD」に視点が変更しました。

患者自身も最初は「こちらの準備がないタイミングでおしかけて入院しようとする」という治療者を「操作しようとする人格障害の気配」を見せましたが、すぐに私が2004年に発表した「児童期虐待の被害経験者が複雑性PTSDを呈した1例」（発表1）のように「リスカしてもODしてもこちらを操作しようとする意思が感じられない」ようになりました。

21 発達障害

「人格」障害に続いて登場した「発達」障害との相互の関係を思うと、昭和天皇のエピソードを思い出します。太平洋線戦争の開戦前に短期間で決着をつけると上奏した軍上層部に対して、「中国との開戦の時にも同じようなことを言っていたが、今もって決着はついていない。太平洋は、中国大陸よりも広く奥も深いのに、なぜそのようなことが言えるのか？」と返して軍人の方が言葉に詰まった場面のことです。

「人格」の障害と診断し始めた時は、日本人精神科医は「治療」に取り組む姿勢は見せず「治せない」と突き放しましたが、より難題であるはずの「発達」の障害を「薬物治療」するというのは、何たる「無謀な妄想」でしょう。

2009年に起きた広島少年院リンチ事件は「発達障害に詳しい教官」が外部の「発達

障害専門家」と協力して起こした事件です。「非行」を「遺伝的な発達障害が原因」という前提で、「教官による圧倒的な暴力（リンチ）を見せつけて屈服させる」ことが発達障害への「**療育**」になるという理屈で行われたものです。

事件が公になると「ＰＴＳＤ」を発病した被害少年もいると報道されました。ある母親は被害少年と面会すると「耳が聴こえない（解離性難聴）」ことに気がつきました。

なぜ英医師デーヴィッド・ヒーリーが「**星占い**」と呼ぶ「遺伝脳病」の「発達障害」の子供が激増しなければならないのか？

「発達障害への理解が進んだから」「精神科の敷居が低くなったから」

これは「遺伝脳病うつ病の激増」の時に使われたのと同じ理屈です。

「児童虐待被害が年々史上最多を更新」と報道されながら「児童虐待ＰＴＳＤの診断と治療」「成人発病の遅発性児童虐待ＰＴＳＤの診断と治療」はほとんど耳にしません。

「遺伝病の内因性精神病」の「モノアミン仮説」の破たんにより、「人間」なら誰でも発病する「神経症」「子供の神経症」の復権と「子供のＰＴＳＤ」こそ考えるべきです。

「アスペルガー」と診断されて薬漬け「治療」を受けていた佐世保女子高生。診断のきっかけは小学生時に同級生の給食に消毒剤を入れた奇異行動でした。殺人事件を起こした後の週刊誌の取材では、父親の「病的な女性関係」は佐世保のタクシー運転手でも知っている有名な話だと明らかになりました。母親も当然そのことを知っていて「仮面夫婦」を演じていたわけです。父親の異常性は母親の癌死後すぐに若い女性を妊娠させて新しい妻として連れてきた、娘への「心理的虐待」からも明らかです。

名古屋大学の女子生徒による異常殺人事件裁判では弁護側は「(遺伝脳病仮説)発達障害」に「(遺伝脳病仮説)双極性障害(躁うつ病)」を合併して犯行に及んだと主張しています。

2010年に「うつ病が治らない」のではなく「発達障害の2次的なうつ症状が治らない」と登場した「発達障害」ですが、「内因性精神病」の基礎は「発達障害」であるとさらに「出世」しました。「仮説」に「仮説」を重ねるという論理的な破綻は「産後うつ病」と同じです。よく似た好例はある「娯楽雑誌」で見かけます。

「金星には高度な金星人文明が存在する(仮説)」

「空飛ぶ円盤は金星人の乗り物である(仮説)」

「発達障害」の本来の意味は「発達の疾患」ではなく「発達の平均値からの偏り」「発達の少しばかりの回り道」のはずです。「適応の回り道」の「適応障害」と同じです。必要なのは「理解」と温かい見守り・支援による「療育」のはずです。

実際には心身の重要な成長期に薬漬けにより「脳の発達に取り返しがつかない重大な損傷」を与え、「遺伝病」というレッテルを貼ることで「心」を傷つけ、「無理やり定型発達という鋳型に押し込めよう」としているのが現実の「発達障害診断と治療」なのです。アスペルガー博士の原著には発達障害と犯罪傾向の関連性について一言も語られていません。

▼子どもの自殺と発達障害とＰＴＳＤ

福島原発事故以来自殺は減り続けているそうですが、中学高校生が鉄道飛び込みや飛び降りで自殺するニュースは頻繁に耳にします。仙台市では3年連続で中学生が自殺し、教育長が頭を抱えています。自殺のなかには「いじめ」「体罰」「虐待」「誤指導」と自殺の原因となる外傷体験が明らかな例も多数認めます。発達障害の薬物治療に執着する社会では「いじめ自殺」と言っても、「いじめのトラウマによりＰＴＳＤを発病して自殺した」という精神医学的な表現を目にすることはありません。

22 認知症

抗認知症薬の登場以前に50歳代のアルツハイマー病患者を担当したことがありました。既にかなり認知症が進行し簡単な会話すらできない状態でした。カルテを見るとほんの数年前まで普通に働いていたということが、ちょっと信じがたいような進行の早さでした。背の高い男性でしたが普通に食事しているのに「どんどんガリガリ」にやせていきました。それから間もなく肺炎を繰り返して亡くなりました。抗生物質が効いて一度肺炎が治癒しても、すぐにまた肺炎が再発して最後は亡くなったのです。アルツハイマー病は知能の低下が「進行性」であるだけでなく、全身の免疫機能までが急速に破壊される全身疾患であることがよくわかりました。

やはり高齢のがっちりした体格のアルツハイマー病男性患者が、妻に暴力を振るったり家の一部を壊したりするために入院しました。入院時には医師である私やたまに会う程度の親類には短い時間なら礼儀正しく振る舞い上手にあいさつできるなど、態度の使い分けができる知能が残っていました。この患者も入退院を繰り返すたびに認知症が進行し、数年後には亡くなりました。最後には頑丈だった体躯が小さくひからびたようになっていました。

「進行性」こそが認知症診断で最も重要な鍵の一つとなるのです。

ある病院では週1回のミーティングの時に主治医がその週の入院患者の紹介を行っていました。その主治医はある患者を60歳代で一度認知症と診察して入院させたことがありました。その病院での治療中断期間をはさんで、再びその医師が10年ぶりに受け持つことになったのです。「診断は認知症です……」と言いかけたところでその医師は絶句しました。早い時期に軽度認知症と診断して10年間も経過しているのに、認知症の程度が「全く進行していない」ことの不自然さにその医師は一瞬気がついたのです。しかし「認知症に見える高齢者ＰＴＳＤ」という鑑別診断の選択肢がなければ絶句するしかないのです。

私が２００４年に発表した「戦争関連心的外傷により高齢者が複雑性ＰＴＳＤを呈し暗示療法とパロキセチンにより回復した1例」（発表2）は患者が84〜88歳の期間の治療記録です。この症例では「二度目に認知症と診断しかけた時」にその不自然さに気がついたことが「晩発性高齢者ＰＴＳＤ」と診断するきっかけとなりました。この患者は最後には病因であるトラウマが満州へのソ連軍の侵攻と引き揚げ体験とわかりましたが、顕著に回復することができました。元気に退院した時には、認知症と老衰でもう戻ってこないと思っていた近所の人たちが驚いたそうです。その後は認知症症状を認めないままに１００歳を超えて存命しました。

ところが今や認知症の診断の決め手は「画像診断」ということになっています。画像診断による「脳の萎縮」で認知症と診断されたという話をよく聞きます。実際には画像診断による「脳の萎縮」で「正常な老化」と「認知症」を区別することは絶対にできません。一方でほぼ確実に診断できるとされてきた「死後脳標本病理検査」は、抗認知症薬が処方されている膨大な「認知症患者」数と比較すれば、ほとんど全く行われていないといっていいでしょう。

かつて「てんかん」という疾患は「脳波による診断」↓「抗てんかん薬による治療」という診断と治療が確立してから精神科の守備範囲から離脱しました。「認知症」は「画像診断による診断」→「抗認知症薬による治療」のシステム化により急速に「身体疾患」として精神科の手から離れつつあります。しかし「画像診断では認知症診断はできない」という原則は無視され、「進行しない認知症様疾患＝高齢者ＰＴＳＤ」との鑑別診断は全く行われていません。２０１３年の「日経メディカル」で「医師が直面する10大問題」のなかに「(精神科医以外が診て抗認知症薬で）治らない認知症」があげられていました。

たとえ精神科医が診たとしても「高齢者ＰＴＳＤ」の視点がなければ同じことです。「３・11による被災地における認知症の急激な増加」もそのいい例です。「脳の器質的変性」をベースにした認知症が、なぜ短期間の環境変化の影響で爆発的に増加するのかという不自然さは無視されています。「日本全体の高齢者の15％が認知症」という「認知症の爆発的増加」の２０１３年の発表も同じことです。

晩発性高齢者ＰＴＳＤを否認の結果、新診断基準「ＩＣＤ−11」では、「認知症」は「精神疾患」から「内科疾患」への変更が予定されています。

23　電気ショック・磁気誘発電気ショック（ＴＭＳ）

精神医学史上、「ショック療法」というものはいくつか現れて消えていきました。私が古本屋で購入したエミール・クレペリンの『精神医学百年史』（原著１９１７年出版）には、不意に患者を「水中墜落」させる「驚愕浴治療法（びっくり療法）」が挿絵付きで紹介されています。最後に残った「電気ショック」にしても根本は同じです。それは既に廃れた古ぼけた「治療法」でした。

２００６年までは、まだ施行している精神科病院ともう止めてしまった病院とに分かれていました。それは「電気を流す機械（木製で数万円の値段）」がもう古くなって壊れて廃棄されたか、物持ちがよくてまだ残っていたかによる違いに過ぎませんでした。ショック療法全般に共通した特徴であり廃れた理由でもあるのは「効果があっても一時的」ということでした。「びっくりしなくなったら治療効果はなくなる」からです。

しかし「薬ですぐ治る」はずの「うつ病」が「難治」から「不治」の様相を呈し始めると、「**最後の砦**」（雑誌『精神科治療学』２０１６年12月号）として総合病院や大学病院で復活し始めました。

「修正型」（全身麻酔をするから安全だ、電流がパルス波だから安全だ）という「言葉遊び」を冠につけてです。私たち中年初老世代の精神科医がもうほとんど忘れかけていた「電気ショック」を、多くの若い精神科医たちが再び経験し始めたのです。

その「治療効果」は既に明らかです。復活した「電気ショック」を施行された患者群は既に相当数いるはずですが、「電気ショックで完全に治った」と主張する一群の患者はどこにも存在しないからです。

さらには「経頭蓋磁気療法（TMS）」が登場しました。実際には「磁気」で治療するのではなく「**磁気で発生する電流を脳に流す**」だけです。高校の物理で習う「ファラデーの法則」の応用です。これが登場したのは「修正型電気ショックでも治らない」ことがはっきりしたから目先を変えるためです。「マイルドな電気ショック」に過ぎません。高額な自費治療費に「びっくりする」効果が最大の特徴でしょう。

「電気ショック」以前に登場した「インスリンショック療法」とはインスリンによる「低血糖昏睡ショック状態」を作り出すことでした。高い死亡率を認めながらRCT（二重盲検無作為化プラセボ対照試験）により、「バルビツール酸による薬剤性催眠暗示療法」との違いを証明することはできませんでした。デーヴィッド・ヒーリーの『抗うつ薬の時代』には、「最近に発病した若く身体壮健な患者が、（死亡率が高いから）看護スタッフの数も通常より多く配置された隔離病棟で画期的な療法という神秘性を与えられれば、いずれにせよよい結果は出たであろう」という当時の「インスリンショック評価」の最終結論を紹介しています。

要するに「インスリンショック」も「プラセボ効果」「暗示効果」だったということです。インスリンによる昏睡から覚める時に「この患者は覚醒せずに死ぬだろうか」と心配そうに見守るスタッフの「気遣い」に反応していただけだったのです。

「電気ショック」にはその器質的な治療メカニズムを説明する仮説は存在しません。

私がまだ「電気ショック」を行っていた時に、「難治性うつ病」と診断したある患者に施行しました。覚醒した患者が病棟詰所に顔を出して、「先生、今日電気ショックをすると言われてましたがいつするんですか?」と聞いてきました。「脳震盪」と同じで「電気ショック」施行直前の記憶をなくしていることは不思議ではありませんでした。私が不思議に感じたのは、「施行前と施行後の印象に全く変化がない」ことでした。

よく聞いてみると、患者は電気工事技術者であり「感電は日常業務においてありふれた体験」だったことです。「通電（感電）に対し特別な恐怖も期待もなかった」ことがわかりました。「プラセボ（暗示）効果」とは「表面上は平静にそれを受け入れる態度」と「意識下における不安と期待」の落差から生じるのであり、この患者にはその「落差」がなかったために何の効果も変化もなかったのです。この患者は電気ショックにびっくりしなかったし、期待もしなかったのです。後にこの患者の診断は「抑うつ神経症」に変更となりました。

私たちの世代が電気ショックについて申し送られていたのは「多数回施行したら脳の損傷によりてんかん発作を生じる」ということでした。ところが、現在は「メンテ（維持）電気ショック」という名目で長期多数回の電気ショックが行われています。

また「電気ショック」の「副作用」として「健忘」があげられてきました。従来、「電気ショック」を受けてきた患者の多数は「統合失調症」と診断されてきた人たちでした。

精神科病院に長期入院して社会から孤立して単調な生活を送っていることが多かった患者たちは、自分のことを多く語る人たちでもありませんでした。

最近、「電気ショック」を受けているのは基本的に通院で治療している「うつ病」と診断されている人たちです。彼らは自分の受けた治療の感想をネットに書き込むこともよくします。彼らは電気ショックの「効果」と「健忘」について、自分の「不安」や「抑うつ症状」が電気ショックにより消えたのかと思っていたら、あまり時間が経過しないうちに「そっくりそのまま蘇ってきた」「広範な健忘症状だけが後遺した」と述べています。

症状が消えたのは通電による「脳の損傷」により「健忘」を起こしたからであり、脳の機能が代償的に回復すれば「症状」はそのまま蘇り、代償しきれない脳機能は「健忘」を残すのです。

「プラセボ」と「脳損傷による健忘」が「電気ショック治療の本質」なのです。

「発達障害の権威」市川宏伸東京都顧問が、製薬会社からの謝礼７００万円を国の規定に反して申告してなかったことを明らかにしたのは、東京都議会上田令子議員でした。

都議選前に議員から電話で、都立松沢病院では子供まで含めて年間１０００件の電気ショックが施行されていると聞き絶句しました。

24 ロボトミー（精神外科）

２０１３年の暮れにある講演会に行くと、「いよいよＤＢＳ（深部脳刺激：脳の直上からワイヤーを挿入し、うつ病の病巣とされる部分に電気パルスを流す）治療が始まります」という話でした。まさかあれ（ロボトミー：精神外科）をまたやるのかと、暗澹たる無力感に襲われました。ＮＨＫが２０１２年と２０１３年の「うつ病スペシャル」で、「欧米の最新うつ病治療」として「ＤＢＳ」を紹介したのは、そのための布石だったのかと思いました。

日本では１９７９年に東京で「ロボトミー殺人事件」が起きています。ロボトミー手術を受けた患者が主治医の精神科医の母親と妻を殺害した事件です。

事件をリアルタイムで知っているだろう高齢の精神科医も聴衆には多くいましたが、「ロボトミー再開」の講演内容に特に反対の声も聞かれませんでした。日本精神神経学会は１９７５年にロボトミーに反対する決議をしています。やがて、ロボトミーの再開は認めないという確認が行われたらしいという話が断片的に伝わってきました。

その証拠が２０１４年１１０回日本精神神経学会学術総会（横浜）において明らかになりました。

私の発表と同じ会場で数十分前に、京都府立医科大学の中前貴がＤＢＳについて発表したのです。中前はオランダ留学で学んだＤＢＳの施行禁止について再考してもらいたいと訴えていました。かつて行われたロボトミー施行に「倫理的問題」があったと認めてはいました。

25　光トポグラフィー検査・うつ病の血液検査

ある時、親類の若者に質問してみました。その若者はメーカー勤務で医学とは何の関係もない仕事についています。

「精神疾患の客観的診断法が開発されたと言われている」「まず患者をいくつかの診断名で診断し分類してみる。それぞれの患者をある検査法で調べてみるとおのおの異なった共通の特徴が見つかったとされ、検査でその特徴を持つ患者がそれぞれの精神疾患だと診断される」「この話には致命的な論理的欠陥が存在するのだけれどわかるかな？」

その若者はしばらく考えた後に、「最初の診断が間違っているんじゃないですか？」と明快に答えました。少しの常識がありさえすればわかるこの話を「**ロジックの破綻**」と評している人もネットで何回か見かけました。

この馬鹿げた「客観的診断法」が保険適応（光トポグラフィー）になったり、厚労省研究班の研究を含む複数の「うつ病の血液検査」がもてはやされたりするのはなぜか？

「うつ病とは脳内の神経伝達物質セロトニンが減少している状態だから、セロトニンを増加させる薬を飲むことでうつ病は治る」（統合失調症とは脳内のドーパミンが過剰になっている状態だから、それを修正する薬を飲めば治る）

２００６年以来の「うつ病薬物治療自殺対策キャンペーン」により国民の頭に刷り込まれた、「精神疾患とは脳内伝達物質の不均衡である」という「モノアミン仮説」です。この仮説の寿命が尽きて破綻し、「証明不可能な仮説」であることが世界共通の認識になり、アメリカの製薬会社は向精神薬の開発から撤退を始めました。

精神疾患の存在を診断するのは「**経験に基づく精神科医の主観**」という「原点」に戻ったのです。「器質的原因に基づくとされる内因性精神病仮説」と「心因・環境因に基づくとされる心因性疾患（ＰＴＳＤ・神経症）仮説」を「対等」に「主観に基づき診断」しなければなりません。そのためには「生育歴・生活歴」を詳細に問診していくことにより「心因性疾患」を優先的に診断していき、「心因性疾患」を除外し抜いた残りが「内因性精神病」かもしれないということになります。

そのような「心因性精神疾患優位の精神医学」を認めまいとするあがきが生み出した「茶番」が「精神疾患の客観的な診断方法」なのです。

「光トポグラフィー診断」の研究が「発達障害ブーム」以前だったために、診断対象に

「発達障害」はありません。「PTSD」もありません。

26 認知行動療法

「薬物治療だけで治るはずの心の風邪うつ病」がいつまで薬を飲んでも、どれだけ薬を飲んでも治らない。さらには電気ショックしても治らない。治らないからもう少しで新型ロボトミーDBS治療が認可されるところでした。「物理的治療」以外に「うつ病治療」はないのかと問えば必ず登場したのが「認知行動療法」でした。

O医師が「認知行動療法（紹介）の権威」と言われ続けながら、「物理的治療に不治のうつ病」を「認知行動療法」で治療する具体的なシステムはいつまでも立ち上がりませんでした。

しかしついに2016年10月1日に「国立大学初の千葉大学認知行動療法センター」がオープンしました。「うつ病」と「不安障害」を認知行動療法で治療すると標榜しながら、HPの「治療対象疾患」には「うつ病」「社交不安障害」「強迫性障害」「摂食障害」だけが挙げられ「PTSD」はありませんでした。「DSM-Ⅳ」までは「PTSD」は「不安障害」に分類され、「摂食障害」は「PTSD」の合併症であるにもかかわらず。

千葉大学生の寺内樺風により埼玉県朝霞市の中学生Sさんが、千葉大学前のマンションに2年間誘拐監禁されていた事件の初公判が9月27日にさいたま地裁で開かれました。さいたま地検は8月22日にSさんが「監禁のトラウマでPTSD」を負ったとして、寺内被告への起訴罪名を「監禁罪」から「監禁致傷罪」に変更していました。

初公判で母親は「PTSD」を罹患したSさんが日常生活を送ることも困難であり、社会復帰ができるようになることが本当に可能なのかと涙ながらに訴えました。

また11月21日に千葉大学の医学生3人が、12月5日には千葉大学の医師が集団レイプ致傷容疑で逮捕されました。レイプ被害者が高率に「重度PTSD」を発病することは「常識」です。

また2016年5月に東京小金井市でストーカーによる顔面刺傷の被害にあった女子大生芸能人の冨田真由さんが12月16日に手記を発表し、「PTSD」のためにSさんと同じく日常生活を送ることも困難であることが明らかになりました。

社会的に注目を集める「PTSD被害事件」のうちの2件に千葉大学が関わっているにもかかわらず、薬物治療が一般には無効とされている「PTSD治療」に「国立大学初の千葉大学認知行動療法センター」は沈黙しています。

「認知行動療法」で「PTSD」を治療する場合は、病因であるトラウマには手をつけないままで、「トラウマにより障害された思考や感情や行動のあり方」のみを修正するということになります。

それはこれまでＰＴＳＤの診断・治療を否認・拒否されてきた患者が精神科医に頻繁に投げつけられてきた言葉、「**過去を忘れて前向きに生きろ**」と同じことでしかないのです。

またＰＴＳＤの認知行動療法とされる「曝露療法」では「トラウマに慣れて悲しみや恐怖や怒りを感じなくなる」ことで治るとされ、トラウマによる患者の悲しみや恐怖や怒りという感情は「受容」されることなく「置き去り」にすることが治療目標とされます。

第6章

PTSDの診断とキュア（治療）

1 ＰＴＳＤにまつわる公然たる「嘘」

▼「トラウマ」の定義

「誰にでもトラウマはあるからトラウマでＰＴＳＤを発病するというのは間違いだ」

ＤＳＭにしがみついているにもかかわらず、いまだなおＤＳＭのＰＴＳＤの部分だけを否定しようとするＰＴＳＤ否定論者がもてあそぶ「言葉遊び」です。

生きていく上で「人間なら誰でも経験する」のは「外傷体験」です。「外傷体験の記憶」が「ＰＴＳＤの病因」に変質したものが「トラウマ（病因化外傷記憶）」です。

不老不死の人間はいませんから、人間は必ず順番に死を迎えます。親が子より先に亡くなることが、親にとっても子にとっても「幸せな人生」のはずです。

しかし、どんなに長生きして苦しまずに亡くなっても、子供にとって「親の死」は「悲しいできごと」「外傷体験」です。

ましてその死が癌などの重い病による非常に苦痛に満ちた死であった場合は、残された家族にとって「外傷体験記憶」は「トラウマ」に変わる可能性があります。

ある患者が家族歴で自分からは触れようとしなかった親の病死の状況について、こちらからもう少し詳しく問診したことがあります。死因は手術をしなかった脳腫瘍によるもので、最後は「（脳圧の亢進により）目から血を噴き出して苦しみながら亡くなった」という「外傷体験記憶」を認めました。

またある患者は、癌による激しい疼痛をコントロールするための麻薬治療で「生気を失った状態で横たわっていた家族の様子」を思い出しました。

このような「外傷体験記憶」は「普通の病死」でも十分に「トラウマ」となる要件を満たしています。

村上春樹は『風の歌を聴け』の「小指のない女の子」の癌患者家族の悲しみと苦しみを、『ノルウェイの森』の女子大生「緑」で、より詳細に描いています。

また「トラウマを忘れて前向きに生きろ」というのも、ＰＴＳＤ否定論者がしばしば繰り返す「非医学的・非脳科学的」な「言葉遊び」です。「強い印象を伴った記憶」は「トラウマ」に限らず「普通の記憶」でも、何年たっても色褪せることはなく忘れることはできません。それは「脳科学の常識」でもありますし、どんな人でも歳月を積み重ねれば体験することのできる「人生の常識」です。

「忘れることは不可能なトラウマを『悲しみを伴う正常な外傷記憶』に変えて、自己の人生体験の一部としてどうやって組み込むか（**受容：泣いたり怒ったり**）」がＰＴＳＤの治療の正しい方向性なのです。

近年はさらに「トラウマで（未知の遺伝脳病の）うつ病になる」と平気で嘘が言える人

間・団体まで多数存在します。

２０１３年10月５日ＮＨＫ放映のＥＴＶ特集「トラウマからの解放」では「薬が効きづらいうつ病」が、２０１３年12月11日ＮＨＫ放映のクローズアップ現代「心と体を救うトラウマ治療最前線」（遺伝病発達障害専門家の杉山登志郎が出演）では「なかなか治らないうつ病」の「原因」が「児童虐待や性被害のトラウマ」であり、治療は「ＥＭＤＲ（治療効果がないことが明らかになったＰＴＳＤの治療法）」であるとされました。

番組のどこにも「ＰＴＳＤ」の診断名は出てきませんでした。「トラウマ（心因・環境因）で遺伝病のうつ病になる」のなら「トラウマで遺伝病の色覚異常になる」「トラウマで遺伝病の血友病になる」と言っているのと同じです。ＰＴＳＤを否認否定するためなら、どんな嘘でも平気で言える人間がいるのはなぜだろうかと考えることが大切でしょう。

幕末の欧米人の日本人評で「日本人は平気で嘘をつく」と言われました。「遺伝」なのか「文化」なのか検討すべき問題でしょう。

２０１６年から始まった「ストレスチェック制度」も根本的な矛盾に満ちています。精神疾患の病因となるのが「ストレス（心因・環境因＝トラウマ）」であるとするにもかかわらず、「ストレスで遺伝病の『うつ病』になることを防止し治療につなげる」ことが前提の制度だからです。

▼「ケア（予防）」と「キュア（治療）」

ヨーロッパのニシン漁に関する古い戯れ歌に「ニシンは運のいいヤツでどんな病気になっても捕まったらすぐにキュア（cure）してもらえる」というのがあります。「cure（キュア）」には「塩漬けにする」と「治療する」の両方の意味があります。

「心のケア」とは１９９５年の阪神大震災の時に広まった日本独自の用語ですが、「ＰＴＳＤ発病を予防する」という意味です。当時の日本には「ＰＴＳＤを発病したと診断して治療（キュア）した経験」がほとんど存在しなかったから、まずは「予防（ケア）」という発想だったのでしょう。しかしその後、２００６年からの「うつ病の診断と治療」の大合唱の陰に隠れて、「ケアしても発病したＰＴＳＤのキュア（治療）はどのように行われるのか」ということはほとんど話題になることはありませんでした。

２０１１年に東日本大震災が発生した時に、ＰＴＳＤのキュアを否認していた全国の精神科医たちが条件反射のように自発的に「心のケア」のボランティアに飛び出していきました。阪神大震災の時の「再演」です。

しかし私が丹念に報道を見ていると、「心のケア」の使用頻度の割に「ＰＴＳＤの病名」が現れることが阪神大震災の時と比べても、２００４年新潟県中越地震・２００７年新潟県中越沖地震と比べても極端に少ないと感じました。

さらに「キュアの意味でケアを使い始めている」こともわかりました。

また「ケアは万全だから決してPTSDを発病することはない」というニュアンスも「ケア」という言葉にはこめられていきました。

▼震災関連死

高齢化社会ですから被災地にはどこにも多数の高齢者がいます。「震災関連死」は被災による生活環境の激変や悪化、身体慢性疾患の治療や生活サポートのレベル低下により高齢者の死期が早まったという意味に主に用いられています。

そのなかに徐々に「震災が原因（トラウマ）である（PTSD）自殺」がまぎれこまされていきました。「ケア（予防）」ではPTSDの発病を防ぎ切れず、発病しても「キュア（治療）」できず「**PTSD自殺**」する被災者の存在が、巧みに「震災関連死」と「うつ病自殺」の間に隠蔽されているのです。

▼遅発性PTSD

「外傷体験により生じる急性ストレス障害の症状が1か月続いたらPTSDの発病である」「症状を起こさせない、続かせないために向精神薬の予防・早期治療投与が心のケアである」という、DSM診断の「直線的発病モデル」に基づく「心のケアと称する薬ばらまき」への批判も阪神大震災時の対応への反省から東日本大震災の時に強く訴えられました。

それでも地震発生から１か月〜３か月を過ぎる頃には、「心のケアがうまくいったからＰＴＳＤの発病者は思ったほどいなかった」ということになりました。「ＰＴＳＤの発病とそのキュア（治療）」への関心は再び急速に失われていったのです。

ところが２０１１年のＮＨＫの「イラク帰還米兵のＰＴＳＤ自殺」特集番組で、当時のアメリカ統合参謀本部議長と連邦議会上院議員が帰還兵の「帰還から数年後に発病する遅発性ＰＴＳＤ」について議論している様子が放映されました。

彼らは「遅発性ＰＴＳＤ」について「**時限爆弾**」という表現を使っていました。ＤＳＭでは「外傷体験から長くても半年後の遅発性発病」としか「遅発性ＰＴＳＤ」は定義されておらず、「ＤＳＭ-５」でも変更はありませんでした。

英米で１９５８年生まれで児童虐待被害の経験がある１万７０００人の、その後の人生における精神状態の追跡疫学調査なども行われており、客観的なデータを揃えてからでないと「遅発性ＰＴＳＤ」の改訂が行われないのかもしれません。

しかし未整理であっても膨大なイラク帰還兵ＰＴＳＤ患者の症例から、関係者は体験的に「遅発性ＰＴＳＤ」の実態について周知しているのです

熊本巨大地震に動員されたＤＰＡＴ要員は「外傷体験から数年後に発病する遅発性ＰＴＳＤ」について講習を受けているようで、インタビューに答えていました。

これまでのＤＳＭの「直線的発病モデル」に基づく「心のケア＝向精神薬の予防・早期治療投与」は「遅発性発病モデル」から考えれば無意味であるどころか、むしろ「トラウマを抑圧し潜伏させ遅発性発病の増加につながる危険な行為」と言えます。

▼ヘンリー王子のダイアナ妃交通死亡事故トラウマ遅発性ＰＴＳＤ発病の公表

ヘンリー王子は12歳時のダイアナ妃の悲惨な交通事故死の16年後の28歳時に「錯乱状態」となり治療を受けたことを発表しました。外傷体験から16年後の遅発性ＰＴＳＤの発病です。ウィリアム王子は翌日、レイプトラウマＰＴＳＤの発病をカミングアウトした歌手のレディー・ガガとネットで対談し「メンタルヘルス（トラウマとＰＴＳＤ）」について世界中の人が「話し合う（トラウマの傾聴と受容）」ことの重要性を訴えました。

私が２０１６年に発表した遅発性交通事故トラウマＰＴＳＤ症例（発表33）も小学生時の交通事故外傷体験により30代になってＰＴＳＤを発病し、「新型うつ病」と呼ばれている「職場の内外での人格の交代症状」を認めました。２０１６年から警察は交通死亡事故関係者のＰＴＳＤの治療について治療費用は負担する代わりに精神科医にキュア（治療）を要請しています。

▼晩発性ＰＴＳＤ

ＤＳＭの「外傷体験から半年後の遅発性発病」より潜伏期間の長い数年後発病の「遅発性ＰＴＳＤ」が既に認識されているなら、さらに長期の潜伏期間はありうるのか。

アメリカではエチオピアからの難民がアメリカに亡命した「20年後」にＰＴＳＤを遅発性に発病しホームレスになっていたのが、16年後にＰＴＳＤと診断されて治療を受けたら回復したという症例が医学雑誌に報告されたと報道されました。

蟻塚亮二医師は２０１１年から「晩発性沖縄戦ＰＴＳＤ」を「発見」「診断」したと主張し、２０１３年には朝日新聞やＮＨＫを通して「晩発性沖縄戦ＰＴＳＤ」キャンペーンを繰り広げました。

２０１１年に東京で開催された１０７回日本精神神経学会学術総会は福島原発事故・東日本大震災のために秋に延期されました。蟻塚医師はこの総会にも出席し「沖縄戦の精神病理学的検討」を発表しましたが、発表抄録には「ＰＴＳＤ」の文字はありませんでした。この１０７回総会では私も「広島原爆3歳時被爆者の晩発性発病ＰＴＳＤ」について発表しましたが、蟻塚医師はそのことを「否認」しています。

また蟻塚医師は自分が「発見」した「晩発性沖縄戦ＰＴＳＤ」患者を理解するために「様々な文献を読んで考えた」としています。その中では「アウシュビッツ収容者に関する文献」が最も参考になったと述べています。

２０１１年の沖縄での「晩発性沖縄戦ＰＴＳＤ」に関する記者会見では、「広島原爆ＰＴＳＤ」についての著作のある代々木病院の中沢正夫医師が同席していたにもかかわらず、「原爆ＰＴＳＤ」については「否認」しています。

ＰＴＳＤ概念を確立したアメリカの精神科医Ｒ・Ｊ・リフトンが広島原爆被爆者研究によりＰＴＳＤの重要な心理的メカニズムとして「サバイバーズ・ギルト（生存者罪悪感）」を見出した、著書『死の内の生命』は２０１０年に『ヒロシマを生き抜く』として文庫本化されましたがそのことも「否認」しています。

また本当なら精神医学史上重大な発見である「晩発性ＰＴＳＤ」について「学会」に真剣に提議を続けるべきですが、「政治的な外野席」からの発言を繰り返すのみです。

▼「フラッシュバック」のない「閾値下ＰＴＳＤ」

ＰＴＳＤを「キュア（治療）」するための「診断」とは「**外傷体験と症状の間に因果関係があると認める**」ことです。

ところが実際に行われている「診断」ではＤＳＭのＰＴＳＤの４徴「記憶の侵入（フラッシュバック）・回避・麻痺・過敏性」に無理やりあてはめようとして、少しでもそれからずれるとはじき出してＰＴＳＤと診断しないのです。

私自身の診療経験から言えることは、「日本人ＰＴＳＤ患者にはフラッシュバックはほとんど認めない」ということです。それをDSMにこじつけようとすると、ほとんどは「大うつ病」患者と診断されてしまいます。

あまりにPTSD患者が診断されない不自然さからようやく「閾値下PTSD（DSMの4徴の全ては満たさない）」ということが言われるようになりました。

R・J・リフトンがベトナム戦争時にソン・ミ村（字ミ・ライ）で虐殺事件を起こした元兵士と面接していた時に、そのPTSD帰還兵士は「民間人大量虐殺のトラウマがフラッシュバックを起こすんです！」と最初から訴えていたでしょうか？　彼は仲間たちから、「虐殺についてしゃべったら殺す！」と脅迫されていたのです。信頼できる精神医療関係者だけに初めて「加害者としての外傷体験の記憶」を話してPTSDと診断されたのです。

リフトンらの努力で「DSM-Ⅲ」で「PTSD」が認められたからこそ、多くのアメリカ国民のPTSD患者も「トラウマのフラッシュバック」を表現できるようになり、医療関係者も認知するようになったのです。

▼PTSDの身体「麻痺」症状と原爆ぶらぶら病

「PTSDの4徴」の「麻痺」は「感情の喪失」という意味ですが、「身体的麻痺」については ほとんど言及されません。「うつ病の主症状は不眠」と言われていましたが、「うつ病と診断されたが寝ても寝ても眠たいし、疲れがとれない」と訴える人が増えました。すると「うつ病の症状には不眠と過眠があります」と修正されました。これは「PTSDのうつ状態の身体的麻痺症状」です。「晩発性広島原爆PTSD」(発表6)の主訴はこの「過眠」(原爆ぶらぶら病)でした。「原爆ぶらぶら病」は放射線障害だという主張もかつてはあり、混乱がありました。東日本大震災で仮設住宅に入居した高齢女性が「寝ても寝ても眠たい」と訴えている取材記事を読みました。

▼TBI(外傷性脳損傷)というシェルショック(第1次大戦PTSD)

日本人と違って心置きなくフラッシュバックを訴えることを認められていたはずのアメリカ人PTSD患者に、日本人患者と同じ傾向が出現してきたようです。

イラク帰還兵には「PTSD」だけでなく「TBI(外傷性脳損傷)」という障害が多数出現していることになっています。「脳損傷」でありながら「画像診断」では症状に見合うだけの「脳損傷」の証拠が見つからない「脳損傷」です。主症状は「記憶障害」であり、「原因」は「過去の兵器とは比較にならないほど強力な現代の爆発物による衝撃波」が脳を揺さぶり画像診断で捉えられない微細な損傷を与えるからということになっています。

第1次大戦で大量に出現した「戦争PTSD」患者は、最初は「シェルショック(砲弾ショック）」と呼ばれ、「原因」はやはり砲撃の「衝撃波」により「脳が損傷」されたと考えられました。戦国時代の黒色火薬とは違い、当時の砲弾や爆弾の威力も現代に匹敵するほど十分強力だったことは軍事史の常識です。

現代のような画像診断技術は存在しませんでしたが、感染症などで死亡した「シェルショック」患者の脳を解剖しても症状に見合う「脳損傷」は見つからず、やがてそれは「心的外傷（トラウマ）」によるものだと理解されていきました。

日本の「フラッシュバックを認めない閾値下ＰＴＳＤ」患者に一番よく認める症状も「記憶障害（解離性健忘）」です。

また「高次脳機能障害」とは「交通事故などで脳損傷が見つからない脳損傷により記憶障害が認められる」とされています。

▼ＰＴＳＤ患者の「精神科医に作られたトラウマ」と「幻想」

かつて『危ない精神分析』（亜紀書房）という奇書が出版されて結構売れました。「精神分析」と題名にありながら、「神経症」「フロイト」批判ではなく「児童虐待ＰＴＳＤ」「ハーマン」批判書でした。ベトナム戦争、原爆投下の外傷的事件は否認するため、題名を「精神分析」にしたのです。

著者の矢幡洋は自称心理療法士でしたが、自己の診療体験に基づく批判ではなく、ネットを漁って「精神科医に作られたトラウマ」文献を並べてＰＴＳＤを批判したのです。

これはアメリカでＰＴＳＤと診断された患者の児童虐待のトラウマが事実無根であるとした裁判に、精神科医側が敗訴した事件を中心に批判していました。

ＰＴＳＤ否定論者は「ＤＳＭの４徴」を盾に閾値下ＰＴＳＤを次々にＰＴＳＤではないと排除するかと思えば、この事件も取り上げてアメリカでは外傷理論は否定されたと言い続けています。原爆投下もチェルノブイリ・福島の放射能汚染もベトナム戦争もイラク・アフガン戦争もイスラム国が児童までレイプする「現実」も全て「精神科医が作りあげた話」なのでしょう。

この「精神科医に作られた記憶」は実際にはフロイトが見出した「無意識が生み出した幻想（ファンタジー）」のことなのです。

ハーマンはフロイトが最初はウィーン上層階級においても女性に対する性的虐待トラウマが存在することを発見しながら、その罪を訴えることへの社会の抵抗に恐れをなして心的外傷説から撤退したと非難しています。

アメリカにおいても児童性的虐待で児童が性病を感染させられた「事実」を前にしても、「幻想説」を盾に虐待を否定する「精神分析派」と「ＰＴＳＤ派」の戦いもありました。

しかし、たしかに「トラウマ」とは異なる「幻想」も存在することをアメリカ精神医学は忘れてしまっていたようです。

「シェルショック（砲弾ショック）」を「ＴＢＩ（爆発物ショック）」と振り出しに戻すような診断をしたり、アメリカ精神医学の発想は理解に苦しむところがあります。かつて「精神分析が主流」の時代も存在したアメリカが、古いものをみな捨ててしまうのが「アメリカプラグマティズム」なのでしょうか？

司馬遼太郎が旅行エッセイの『アメリカ素描』で「アメリカは都市をも使い捨てにする！」と驚いていたことを思い出します。

私は２０１３年と２０１４年に「無意識に抑圧されていたトラウマとしての幻想（ファンタジー）を想起して治癒した神経症（フロイト型ＰＴＳＤ）の1例」（発表14、28、40）を発表しました。「**神経症＝フロイト型ＰＴＳＤ**」と造語したのは「神経症」と「ＰＴＳＤ」との微妙な関係を表現したかったからです。

２０１６年に発表した「統合失調症として子供の首を絞めたフロイト型ＰＴＳＤ（神経症）のセルトラリン治療」（発表17）では「ファンタジー」は見つかりませんでした。幻覚↓統合失調症診断から解離性障害に診断と治療方針を変更して抗精神病薬を中止し4年後に処方されたセルトラリンによって、子供の頃に一度だけ、兄弟のなかで自分だけが堕胎される可能性があったと聞かされた外傷体験が明らかになりました。トラウマと呼びにくいわずかな外傷的事象（**フロイト型トラウマ**）が無意識に侵入することで、病理（幻想）が形成される「神経症」のメカニズムが明らかになりました。

「心・無意識」の病は「トラウマによるＰＴＳＤ」と「幻想を生み出す神経症」を合わせて完全なものになるのです。

▼複雑性ＰＴＳＤ

２０１８年５月に改訂される国連（ＷＨＯ）の診断基準「ＩＣＤ‐11」に「複雑性ＰＴＳＤ」が採用されることは確定しています。精神科の障害年金診断書などの公式文書には「ＤＳＭ」ではなく「ＩＣＤ」の疾患分類コードを記入することが義務づけられています。「ＩＣＤ」の冊子はどの精神科医の机の上にも備品として存在します。

ハーマンが見い出しＰＴＳＤ否定否認論者が最も忌避してきた「複雑性ＰＴＳＤ」が国際的に認知されるのです。

「児童虐待のような長期反復した外傷体験で発病するのが複雑性ＰＴＳＤであり、自然災害のような単回性外傷体験で発病するのが（単純性）ＰＴＳＤである」「複雑性ＰＴＳＤはＰＴＳＤの特殊型でまれである」という「嘘」が平気でつかれています。

社会に蔓延している膨大な「児童虐待」と「児童虐待によるＰＴＳＤ」がなぜ「まれ」なのでしょうか？

「複雑性ＰＴＳＤ」の典型としてハーマンが見い出した「レイプによるＰＴＳＤ」は「単

回の外傷体験」で発病し、自殺に至る危険性も極めて高い重度PTSDだと言えます。「複雑性PTSD」の本当の特徴は「解離性健忘から解離性同一性障害に至る解離の心的機制を病理の中核とする」「**解離性スペクトラム（連続体）**」であるということです。「戦場」という「非日常的な場における殺戮」などの外傷体験によるトラウマでPTSDを発病することとすらようやく認めた現代社会に対して、「社会や家庭」という「日常生活の場」において「しつけ・夫婦げんか・痴話げんか」と考えられてきた「児童虐待・DV・ストーカー・レイプ」でも「複雑性PTSD」を発病し、「日常生活」も「家庭内という戦場」であることを見い出し訴えたのがユダヤ系アメリカ人精神科医のハーマン（母親がホロコーストから逃れてきた）なのです。

また歴史上切れ目なく続く戦争により「戦場における外傷体験」も絶えず「社会・家庭」に侵入してきていることもハーマンは指摘しています。「日常生活に侵入する戦争」である「テロ」も現代社会で常態化してきています。

PTSDは特殊な存在ではないことを「複雑性PTSD」は意味しています。PTSDと複雑性PTSDは何か別物であるかのように思いこもうと社会はしてきました。1970～1980年代に「広島原爆被爆者・ベトナム戦争帰還米兵」研究によりR・J・リフトンが概念形成した「PTSD」は、1990年代にハーマンによる「社会・家庭内という戦場における子供や女性の暴力被害者」研究により、「臨床的に一層洗練」されて「複雑性ＰＴＳＤ」に「発展的に解消」したのです。

単回性外傷体験による単純性ＰＴＳＤと診断された患者においても、精密な診断により必ず「解離症状」を見出すことが可能であり、「**全てのＰＴＳＤ＝複雑性ＰＴＳＤ**」なのです。

「複雑性ＰＴＳＤ」を診断定義するのは、「フラッシュバック」のような記述的な個別症状の集積分類ではありません。圧倒的な外傷体験によって「心」が深く傷つくことにより、自己の内面において「無力」であり、外界との接触において「無縁」であるという「基本原理」なのです。

逆に「基本原理」をベースにした「解離・転換の心的メカニズム」によって、「あらゆる精神的・身体的な記述的症状」を複雑性ＰＴＳＤは生み出すことができるのです。

精神医学の歴史は「ＰＴＳＤ以外の他の精神疾患」の存在を証明するいかなる「客観的証拠」も見出すこともできませんでした。唯一の傍証である「向精神薬を飲むだけで治る」症例もなぜかほとんど消滅しました。

「どんな症状でも生み出すことが可能な複雑性ＰＴＳＤ」「どんな高齢者でも生育歴を幼児期までさかのぼり、原因となるトラウマを検討しなければならない晩発性ＰＴＳＤ」の存在により、「厳密なＰＴＳＤ診断の検討」を行うことで「**複雑性ＰＴＳＤ以外の全ての精神疾患の診断が消滅する運命**」にあります。

▼「DSMのPTSD」の致命的な欠陥

ＤＳＭ-Ⅲ以後のＤＳＭの特徴は「記述可能な症状」だけで診断し、「病因を問わない」「仮説を認めない」ことです。この原則によって「心因性疾患仮説」である「神経症」は否定されました。しかし、神経症に代わって「トラウマを病因とするＰＴＳＤ仮説」を認めたことで、ＤＳＭは最初から矛盾し破綻しているのです。

ＰＴＳＤの「記述的主要症状」とされる「フラッシュバック」は「どこ」から「記述可能な意識領域」に押し寄せてくるのか？　また「トラウマの最も重要な部分がしばしば想起できない」という定義なら、その「記憶」は「どこ」に保存されているのか？　この疑問は特定の「仮説」を用いないと説明することはできません。

人間の「心」には脳科学では説明できない「**無意識**」という領域が存在するという「仮説」です。

また「ＰＴＳＤ」と表裏一体である「解離性障害」における「解離という心のメカニズム」をどう説明するのか？

「解離」という経験的によく知られた現象を「脳科学」で説明することはできませんし、「人工の解離状態である催眠」という現象を説明することもできません。

「催眠」を形成するための条件であり、ＰＴＳＤ治療の基本である「トラウマの傾聴」を行う条件は「共感（ラポール形成）」という「心（無意識）と心との間の連絡・交流」という仮説を前提とします。

2 PTSD研究の公開と評価

▼中井久夫先生からの手紙

私がPTSDの診断と治療法を全くの独学で学び身につけることができたのは、中井久夫先生と故安克昌先生の訳書であるハーマン『心的外傷と回復』、パトナム『多重人格性障害』があったからこそでした。

『広島医学』で発表したPTSD治療論文7篇を3回に分けて中井先生に贈呈しお返事をいただきました。「晩発性広島原爆PTSD」論文を含む2006年の論文3篇を送った時には、

「各種文献を熟読され、ことに最近では世界的に忘れられている（ハリー・スタック）サリヴァンやリフトンの著作を読みこなされて、PTSDを中心とする外傷性障害の診断と治療に深い思索をなさっているように感じました」

私が論文では「超遅延発症型原爆PTSD」と表現した晩発性原爆PTSDについて、非常に遅れたPTSDの発症はあると思うと賛同していただきました。

サリヴァンは向精神薬登場直前に統合失調症（複雑性PTSD）の精神療法に多大の成

果をあげたアメリカの精神科医で、中井先生の広範な翻訳により本国よりも日本でその研究の詳細を学ぶことができます。彼は原爆投下直後に、核の人類全体への脅威を正確に理解しました。心臓病の持病を抱えながら、アメリカ政府の精神医学的な側面からの有力なアドバイザーとして核廃絶のために尽力し、１９４９年に56歳でパリのリッツホテルで客死しました。

２０１１〜２０１３年から蟻塚亮二により「晩発性沖縄戦ＰＴＳＤ」という呼称がメディアで用いられているので私も２０１４年以降の学会発表では「晩発性広島原爆ＰＴＳＤ」を用いています。

7篇目の「元帝国陸軍兵士が複雑性ＰＴＳＤを呈した１例」はその診断と治療には軍事的な知識を必要としたために、「御論文拝見いたしました。大変よく勉強なさって、好例を紹介されたのに感銘いたしました」

中井先生ご自身がカーディナーの『戦争ストレスと神経症』や『サリヴァンの精神科セミナー』の翻訳解説で軍事学への造詣が深いことを示しておられました。

私は『広島医学』の「晩発性広島原爆ＰＴＳＤ論文」の最後に、中井久夫訳『サリヴァンの生涯』の彼の墓碑銘を引用させてもらいました。

始めよ、
そして歴史がなおこののちも続くものならば、
人をして言わさしめよ、
人間の尺度において
汝は気高く努めたりと、
二十世紀の中、
科学的西方世界において——。

精神科医たちへの「恒久平和と社会進歩」のための再動員の呼びかけ

▼消えたトラウマ研究データーベース

２００７年にＪＳＴＳＳ（日本トラウマティック・ストレス学会：日本ＰＴＳＤ学会）のＨＰのトップページに「トラウマ研究データーベース」の表示が現れました。

最初はその説明として、「このデーターベースは会員の加藤寛が厚労省から給付された研究費により設置されました」「精神医学研究における有数のデーターベースに育てていきたい」「データーの入力方法については追って説明します」と「公示」されていました。

しかし２００７年途中からこの説明が消えました。２００８年に私がアメーバブログを開始した後で、表示をクリックすると文字化けした画面が現れるようになりました。私が

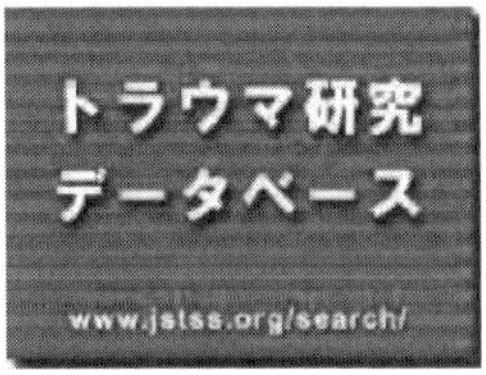

消えたトラウマ研究
データーベース

ブログで「ＪＳＴＳＳはデーターベースをシステム破棄するつもりではないか？」と書き続けると元の空っぽの状態に戻りました。その後はＪＳＴＳＳ大会などの限られた情報が入力されただけで、データーベースとしての機能を果たさないままに放置されていました。そしてその状態のままで２０１１年の「３・11」福島原発事故・東日本大震災を迎えたのです。

３・11以後もデーターベースは活用されることはなく、２０１２年暮れに学会ＨＰリニューアルと同時に消えました。

国営学術情報システム「リサーチマップ」が２０１３年に立ち上げられ、私は研究者としてＨＰを開設し、中井久夫先生に贈呈した論文や学会での発表を全て一般国民に公開することが可能になりました。

「トラウマ研究データーベース」の公費設置と停止から6年が経過していました。

現在までにブログへのアクセスは27万回以上、論文の閲覧は最大９０００回以上です。

国民に有益な医学情報の公費による公開が、６年以上不当に阻害されたと言えるでしょう。

▼晩発性広島原爆遺児トラウマＰＴＳＤ症例報告論文の投稿

２０１２年に日本精神神経学会機関誌である『精神神経学雑誌』に症例報告を投稿しました。愛する父親が広島原爆に殺されたトラウマによる晩発性ＰＴＳＤ女性患者でした。ストーカーに襲われた女子大生芸能人の冨田真由さんと同じく**ストーカーに顔面刺傷された外傷体験**も認めました。ＰＴＳＤ発病が晩発性であっても、トラウマが無意識に抑圧されたままの人生というものは、しばしば外傷に対して適切な警戒や防御をする力が弱く「トラウマの連鎖」が起こりがちです。

査読の結果は、「父親の広島原子爆弾による被爆死という外傷体験により潜在的な脆弱性を抱えながら長期市民生活を送り、老年期に生じた喪失体験を誘因として、体験から半世紀以上を経過して発症した『転換症状』を主体とした『complex PTSD』と診断したという文章については、具体的で説得力を持った丁寧な説明が必要でしょう」という理由で受理されませんでした。通常なら夫の病死後に図った自殺企図を「うつ病」と診断して抗うつ薬を処方するだけの「診断と治療」のはずです。患者の父親の被爆死という最初の外傷体験と現在の病態の因果関係を確信して晩発性ＰＴＳＤと診断し、長期間にわたり患者の人生における「トラウマの連鎖」を傾聴しながら、急速に悪化する自律神経症状・筋委縮・関節拘縮の転換症状をパキシル処方で逆転させて完治に導いた臨床治療体験そのもののどこが「具体的で説得力のある説明に欠けている」のでしょう。

採択されなかった症例報告論文は、２０１３年に「リサーチマップ」に公開しました。現在までに閲覧回数は９０００回を超えています。同じ内容で阪神大震災から20年の２０１５年１１１回日本精神神経学会学術総会（大阪）でも発表しました（発表29）。

採択されなかった後の『精神神経学雑誌』の編集後記に、編集委員の一人が具体的には何を指すのかは明らかにせずに、一般論としての論文の採否について「**石を拾っても玉を捨てるなかれ**」という言葉を引用して論じていたことがわずかな救いでした。

▼「核という呪い」と「福島原発事故ＰＴＳＤ」

フリーライター大泉実成さんとの出会いは２００８年に『人格障害をめぐる冒険』を読んだ私が『広島医学』に発表した「広島原爆ＰＴＳＤ」論文を送ったことから始まりました。そこで大泉さんの母親が原告の１９９９年東海村ＪＣＯ臨界事故被ばくＰＴＳＤ裁判のことを知りました。お二人とは広島でお会いしましたが、裁判は２０１０年に敗訴となりました。

お母さんが「放射能恐怖ＰＴＳＤ」ではないと証言した、被告側の「専門家」は２００２年にＪＳＴＳＳ初代会長になる飛鳥井望でした。「広島長崎原爆ＰＴＳＤのように多数の遺体を目撃していないからＰＴＳＤではない」とお母さんの「診察」をせずに「診断」をしたと大泉さんから聞きました。

一方で飛鳥井望は2008〜2009年に「第3次広島原爆（山間部黒い雨）PTSD調査」の責任者になっています。「広島市北西山間部の住民は被爆死した多数の遺体は見ていないが山間部に移動した放射能雨（黒い雨）を浴びて被ばくしたという恐怖トラウマでPTSDを発病しているはずである」という趣旨の調査でした。

私が2010年（広島）と2012年（札幌）の日本精神神経学会学術総会で発表した「広島原爆山間部黒い雨PTSDの薬物治療の2症例」は否認されたまま、2012年暮れまで調査結果は厚労省との間で議論が続き医学的には認められませんでした。

2012年には再び広島で大泉さんのインタビューを受けてその内容が雑誌『g²』（講談社）vol. 11の「核という呪い」記事に掲載されました。福島原発事故からの避難者の渡辺はま子さんの焼身自殺は放射能恐怖トラウマPTSD自殺だったという私の考えを述べた内容でした。

後日、「核という呪い」を読んだというNHK・フジテレビの番組制作下請け会社を名乗る人物から電話がありました。この裁判に関する番組を制作するから取材したいという申し込みでした。撮影は私の勤務する病院内で行いたいということだったので、私は病院の責任者から了解を得ました。その直後に番組制作は中止になったという連絡が入って終わりでした。

「核という呪い」で大泉さんは「山口にいる先生が現在、福島原発事故PTSD患者の治療を行っている！」と驚かれていました。

その症例報告は最初は２０１３年の１０９回日本精神神経学会学術総会（福岡）で行いました（２回目は２０１６年に仙台で）（発表24、43）。

発表プログラムを見ると、ポスター発表の福島原発ＰＴＳＤの時間は5月25日の10：00～11：00であり、スライド発表のいじめトラウマＰＴＳＤの時間は同日の10：10～10：50でした。

スライド発表の時間に発表会場にいれば、当然のことながらポスター会場には近寄れないのです。通常はポスター発表もスライド発表と同じく発表時間は決められているのに、この時のポスター発表では「フリーディスカッション」と称して時間内に自分のポスターの周りをうろうろしていて質問があれば答えるという風になっていました。つまりそこにいなくても差し支えない（私は私のポスターの前にいない方がいい）というわけです。

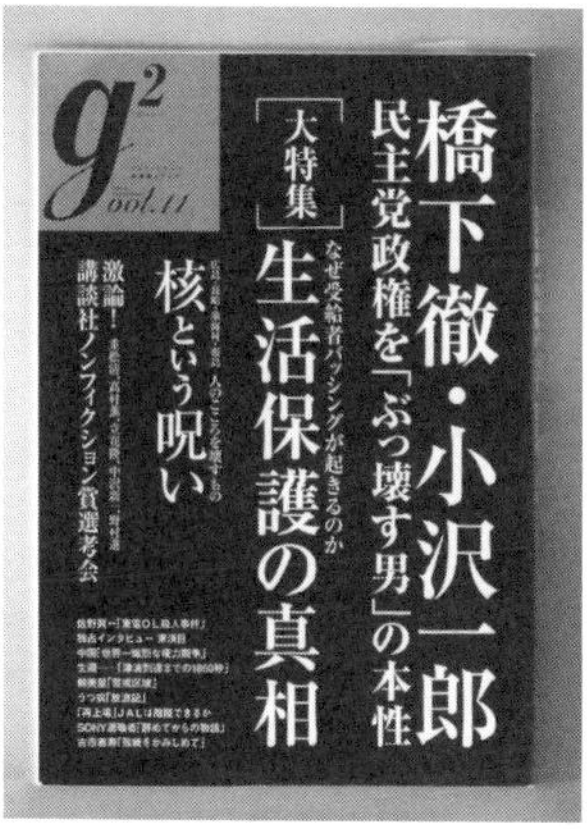

『g²』（講談社）vol.11

渡辺はま子さんの裁判は２０１４年8月に「福島原発事故が原因で自殺した」と「勝訴」しました。しかし「放射能への恐怖トラウマでＰＴＳＤを発病して自殺した」と「診断」されたわけではありません。

▼２０１７年１１３回日本精神神経学会学術総会：名古屋

１１３回総会では「長崎広島原子爆弾被爆2世の放射能恐怖トラウマＰＴＳＤの2症例」「抗精神病薬6剤併用とハロマンス処方患者のパリペリドンへの急速単剤化例」「首都圏での３年間の治療後の9週間の転医で完治に向かった面前ＤＶトラウマＰＴＳＤ」の３演題全ての応募に対して、２０１７年3月に「プログラム委員会で慎重に検討させていただいた結果、ご応募いただいた下記の演題は不採択とさせていただくことになりました」という返答が来ました。

広島原爆遺児ＰＴＳＤ論文の不採択と違い、「採択しない理由」は何も示されない「**検閲**」**（憲法21条で禁じた）**でした。

「長崎広島原爆ＰＴＳＤ」と「多剤併用大量処方の単剤化」発表は、『広島医学』「日本精神神経学会学術総会」「日本精神科医学会学術大会」「中国四国精神神経学会」で過去に採択された発表の総集編であるがゆえに「採択しない理由」を示せるはずがないからです。

３つ目の発表の抄録は下記に示します。

「首都圏での３年間の治療後の９週間の転医で完治に向かった面前ＤＶトラウマＰＴＳＤ」

症例は20歳代の女性。首都圏で3年間治療を受けたが治癒せず自傷を繰り返していた。

x月に受診。未治療アルコール依存症で離婚した父親の面前DV（児童虐待）がトラウマの成人発病遅発性PTSDと診断されたが、「外傷加害者への執着」のため父親と面会していることが明らかになった。「加害者への執着」が断ち切れるなら治療を行う約束をした。x＋3月に人格の解離による激しい自傷を認め、患者自身が「死への恐怖」から保護を求めた。「安全確保」のため近医に緊急避難入院するように電話で指示した。警察の協力を得て2週間の入院隔離が可能になった。転医入院後は本人の同意に基づき一般病室で対応した。2週間後には病院近辺の浜辺での単独散歩を認めた。入院時よりリスペリドン2㎎を処方。入院3週後の面接で「中核トラウマ（初診では否定していた父親から患者に対しても認められた暴力）」が静かに想起された。退院後はリスペリドンの服用は1年間のみで終了しカウンセリングのみ受け続けた。3年後に本人・家族と首都圏で面会した時には就労が可能になっており、その後は結婚し安定した生活を送っている。

「無意識」という仮説領域に解離・抑圧されている「中核トラウマ」を傾聴し、傾聴を促進する（ラポール形成）目的で新規向精神薬（SSRI・SDA）が処方されると「中核トラウマ」が想起され共有され受容されて「PTSD＝複雑性PTSD」が治癒する。「新型うつ病に似た遅発性交通事故PTSDにセルトラリンが著効した例」（職場での人格解離を伴う複雑性PTSD）（2016年発表）でも1か月のトラウマ傾聴後の実質1か月のセルトラリン服用で解雇寸前の会社員が就労能力を完全に回復し、6年間再発せず

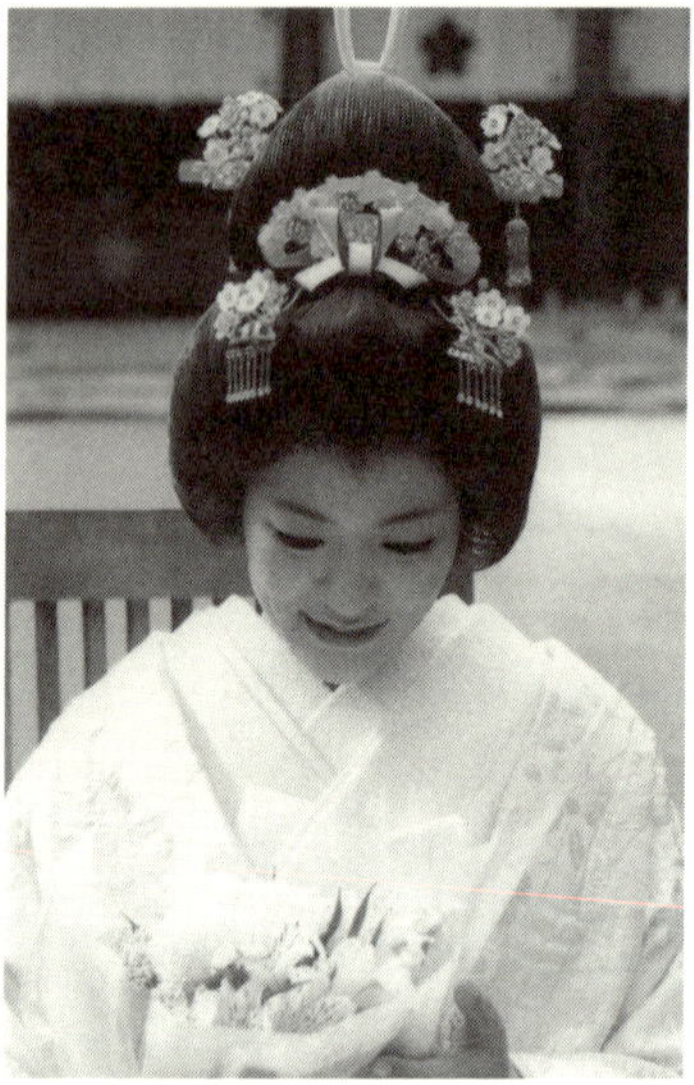

メリーさんの娘さん

完治した。

「トラウマの傾聴・共感（ラポール形成）後のＳＳＲＩ・ＳＤＡ処方」「中核トラウマ強化受容療法」「化学的フラッシュバック誘発療法」の短期急速で強力な治療効果は明らかである。患者のプライバシー保護に倫理的に配慮した。

この発表が「理由なく不採択」が決まったことを知った患者のお母さんは、自分たちの闘病の苦しみと正しい治療を探し求めた結果としての完治の喜びが「存在しない」ことにされたと激怒しておられました。お母さんはアメーバブログで「メリーさんのブログ」として娘さんの確かな回復の歩みを公表し続けてきたからです。4月になり美容師であるお母さんは娘さんの結婚式のためにあつらえた見事なオートクチュールのかつら写真をブログで公開されました。

この写真の公開はお母さんの許可を得ています。

▼ヒロシマでの精神科全国学会ポスターから消えた原爆ドーム

4月11日に第6回日本精神科医学会学術大会（広島）の演題募集が始まっていることに気がつき11日～12日に「広島原子爆弾・仁義なき戦い・特攻隊、少年施設レイプ加害者トラウマPTSDのラポール・リスペリドンキュア（治療）」と「長崎広島原爆・福島原発PTSD12症例を含むPTSD33症例と中核トラウマ強化受容療法または化学的フラッシュバック誘発療法」を登録しました。4月13日にふと大会ポスターをよく見てみると中四国9県を象徴する風景が配されたポスターの中央に大きく、開催地広島を象徴する「宮島の大鳥居」はあるが、こういう時にセットになることが定番として決まっている「原爆ドーム」がないことに気がつきました。

そこで思い出したのが同じ年の10月に広島で開かれる精神科全国学会である第21回日本摂食障害学会学術集会のポスターでした。よく見てみると中央の大きな「新広島球場」の写真と小さな「宮島の鳥居」が組み合わされていますが、やはり「原爆ドーム」がありませんでした。「大会長あいさつ」には「広島は、昨年オバマ大統領が広島平和記念公園を訪問され、感動を呼びました」と書かれていました。日本人精神科医の人類への義務であるべき長崎広島原爆PTSD研究を続けているのが現在私一人だけであり、しかもその研究が否認されていることには当然触れていませんでした。

学術集会は広島県医師会館で開催されます。広島県医師会にはIPPNW（核戦争防止

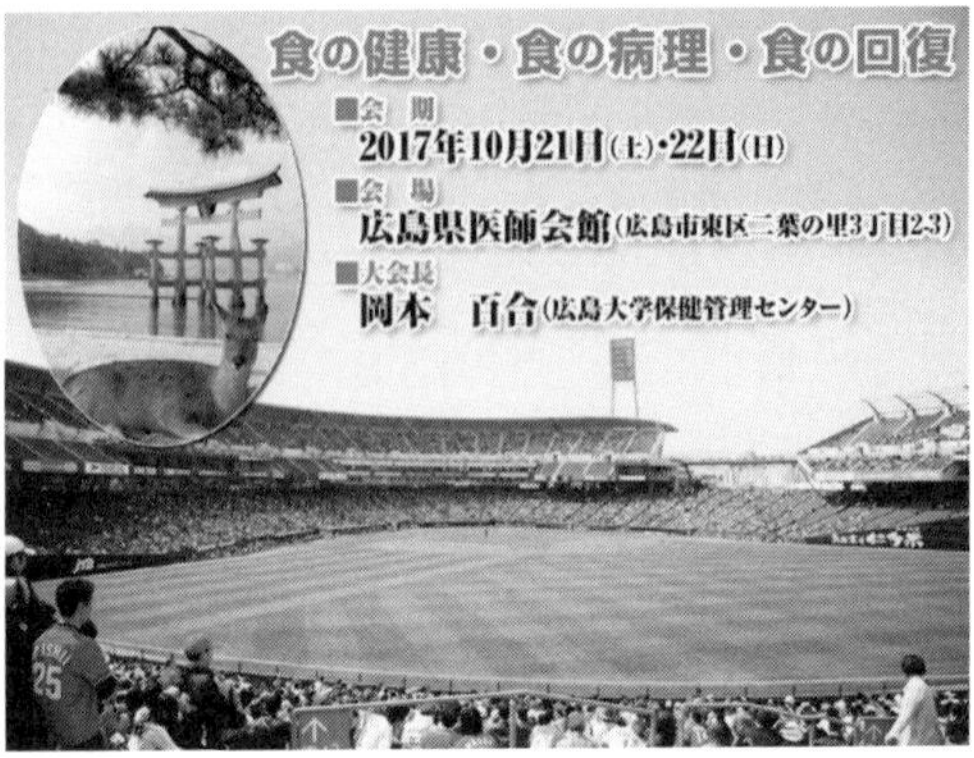
食の健康・食の病理・食の回復
■会期
2017年10月21日(土)・22日(日)
■会場
広島県医師会館(広島市東区二葉の里3丁目2-3)
■大会長
岡本　百合(広島大学保健管理センター)

摂食障害学会ポスター

国際医師会議）の日本支部があります。

4月14日に「長崎広島原爆ＰＴＳＤ」他演題を全て不採択「**検閲**」した１１３回日本精神神経学会学術総会のプログラムが公開されました。１００を超えるシンポジウムや講演会の演題には「金吉晴のＰＴＳＤの曝露療法」以外に「ＰＴＳＤ」の診断名はありませんでした。

その日の夜にトランプ大統領がアフガニスタンに「全ての爆弾の母」と呼ばれる巨大爆弾を初めて実戦使用したというニュースが入ってきました。

翌日15日は北朝鮮の金日成生誕１０５年の記念行事でこの日に「核実験」「大陸間弾道弾発射」を行えばアメリカは北朝鮮に先制攻撃をくわえると、「核戦争の恐怖」が堂々と語られるようになりました。

5月14日に日本医師会会長（10月から世界医師会会長を兼務）の横倉義武（よしたけ）氏がＩＰＰＮＷ日本支部代表支部長という新設ポストに就任しました。横倉氏のいとこは長崎原爆死しています。１９８５年に団体としてノーベル平和賞を受賞したＩＰＰＮＷ会員は世界で数十万人いながら、被爆国日本の会員が３０００人で減少しつつあることを憂いての就任です。

「敗戦後少年施設でのレイプ加害者のトラウマと仁義なき戦いへの参戦トラウマによるＰＴＳＤのリスペリドンキュア」に改題。

症例は50代男性。敗戦後の混乱期に孤児として施設で生育した。非行少年更生施設への入所歴があった。20代から精神障害のため施設と病院で過ごした。x年y月に主治医となった時には、焦燥感・易刺激性のため病院職員でも対応が困難であった。手術を必要とする身体疾患治療が受けられるように演者が尽力するうちに「ラポール」が形成されていった。y＋9月よりリスペリドン2㎎開始。日記筆記による簡易自由連想を行った。「正義」を教義とする宗教妄想的記述が目立った。y＋18月に少年施設での他の少年へのレイプ行為と強い罪悪感の外傷記憶が想起された。以後は宗教妄想は消失し、施設と病院を行き来しても情動的には安定していた。産経新聞で、現代においても養護施設で虐待被害児童が他の児童に性的虐待を繰り返す深刻な実態が報道されている。

患者は60代終わりに身体疾患で死去したが、死去直前に本人の希望で現在は更地になっている少年施設跡（元特攻隊基地）に連れていった。そこで自分が「仁義なき戦い」で「鉄砲玉（特攻隊）」に使われたことを告白した。元来、施設や病院で自分が元暴力団に所属していたことは賑やかに自慢していた患者であったが、この告白の際の口調は死への恐怖を抑圧した控え目なものであった。

「元帝国陸軍兵士が複雑性ＰＴＳＤを呈した１例」（『広島医学』２００７）において、患者が兵隊としての罪のない自慢話をした時の口調と自らの「中核トラウマ（戦場での中国兵の殺害・シベリアでの戦友たちの死）」を語った時の口調の違いに通じるところがあり、アメリカの精神科医ハリー・スタック・サリヴァンが指摘した臨床注目点である。

「仁義なき戦い」はタイトルバックに原爆キノコ雲が映され、巨大な暴力（原爆）により力の空白になった広島に新たな暴力（暴力団抗争）が流入したという視点で描かれている。戦争に翻弄された患者の人生と精神障害（ＰＴＳＤ）薬物治療について考察した。

3　世界で唯一の「ＰＴＳＤ＝複雑性ＰＴＳＤ」薬物治療の発見

▼解離症状への気づき

平成13年（２００１年）暮れから突然何かがはっきり変わったのだということを理解したのはもっと後のことでしたが、明らかにそれまでとは異なる種類の患者がおしかけてくるようになりました。ごく短期間でしたが「治療者を操作しようとする境界性人格障害（ボーダー）」という疾患概念を意識しました。

その時に偶然に手にしたのが、和田秀樹『多重人格』（講談社現代新書）（１９９８年初版）でした。

幼女連続殺人の宮崎勉の「トラウマによる解離性同一性障害」の分析を軸とした、「解離性障害」と「ＰＴＳＤ」の紹介により、月並みな表現ながら「目からうろこ」の状態になりました。

ただ、ここから本格的に「解離性障害」と「ＰＴＳＤ」を勉強するにはどうすればいいのかと悩んでいた時に、やはり偶然にパトナム『多重人格性障害』（岩崎学術出版社）を入手することができ、むさぼるように読みました。

パトナムの著書を手にしたのがハーマン『心的外傷と回復』（みすず書房）より先だったために「解離を生み出すトラウマ」より「トラウマの影である解離」に注目して診療を開始しました。

「物忘れでは説明ができない物忘れ（解離性健忘）がありませんか？」という質問をよく繰り返しました。

その後で当然に解離症状を生み出しているトラウマに突き当たることになり、トラウマを「秘密の病原」にしていたのが解離のメカニズムであることに気がつきました。

私にとってのＰＴＳＤは最初から「ＰＴＳＤ＝ＰＴＳＤ＋解離性障害＝複雑性ＰＴＳＤ」であることは体験的に当たり前の話でした。

▼単純性PTSD＝複雑性PTSD患者の「解離」症状診断

単回性外傷体験による単純性PTSDと「解離スペクトラム」である複雑性PTSD。目に見えない「心の病」に線を引こうとする無意味なDSM的診断です。「解離」という心のメカニズムは人の心の至る所に見え隠れしています。

一回の限られた時間内の診察であれこれ話題を散らすのではなく、その時の診察で一番重要だと思うポイントを「キーワード」で繰り返し表現します。そして次回の診察はその「キーワード」を必ず確認することから始めます。多くのPTSD患者が単純性に見えてもそのキーワードへの「解離性健忘」を認めることが簡単に確認できます。

「晩発性広島原爆遺児PTSD」（発表29）症例でも、自殺企図は深刻だが一過性の「適応障害（夫の病死に対する反応）」として長期入院は前提とせず、退院先の確保について話し合いました。数日後にその話題を繰り返した時に完全な健忘を起こしていることに気がついて「解離性障害＝複雑性PTSD」と診断しました。

PTSD＝PTSD＋解離性障害＝複雑性PTSD患者に「キーワード」を思い出してもらおうと、「ヒント」を出して答えを「連想」してもらいます。単純でありふれた答えを求めているだけなのに、5回答えても6回答えても正解が言えません。まぐれでも当たりません。答えを忘れているのではなく、「無意識」に記憶されている答えを認識していて、それに当たらないようにはずしながら周りをウロウロ回っているのです。「無意識」

の存在を認識するための簡単な方法です。

▼病原性秘密

「解離」を糸口として、こちらが本気で患者の「体験を傾聴」する気になったら「ラポール（無意識と無意識の交流）」は形成され、患者は次々と「無意識に秘められた外傷記憶」を話し始めました。その「外傷記憶」と「症状」との「因果関係を確信」することで「PTSD診断」が可能になりました。

私にとっては「病因となる記憶（トラウマ）」とは、最初から「患者の心の奥底（無意識）に秘められていた秘密」であり「フラッシュバックするものではなかった」のです。

その「外傷記憶」がたとえ「半世紀以上前の戦争時代の記憶」であっても強く「共感（ラポール形成）」することができたために、「因果関係への確信」は「数年前の記憶」と何の違いもありませんでした。私にとってのPTSDとは最初から「遅発性PTSD」であり「晩発性PTSD」であることに何の不思議も感じませんでした。

「元帝国陸軍兵士PTSD」（発表7）では患者は「自分のような者（高齢者）の言うこと（戦争体験）など誰も聞いてはくれない」と絶望していました。私は母方の祖父の日中戦争従軍記念写真集を所持していました。それを見せると患者はむさぼるように見ていました。長い戦場での外傷体験の傾聴中に、私は頼りになる下士官の協力を歓迎する将校のように、患者は忠実で有能な下士官のように生き生きと振る舞っていました。

しかし、患者が「中国兵にあたらないように射撃していた」という発言の意味はわかりませんでした。現在広く知られているデーブ・グロスマンの『戦争における「人殺し」の心理学』の知識。「人は戦場で兵士として戦っても殺人でPTSDを発病する」を、この時は知らなかったからです。

「晩発性広島原爆PTSD」（発表6）では患者の中核トラウマが静かに語られた瞬間、勤労奉仕で市内に出ていた女学校の同級生のほとんどが一瞬で被爆して亡くなり、偶然遮蔽物の陰にいた患者が助かって自宅まで戻る様子を息を詰めて聞いていました。

▼トラウマの「恐怖」と「安全確保」

災害時精神医療において「心のケア」より「安全確保」が先行することは東日本大震災の時に強調されていました。二次災害に巻き込まれないような安全な避難先や食料や燃料を確保し、治安を維持することなどです。

「自然」ではなく「人間による悪意」が外傷を与える場合の「安全確保」とはどんなものでしょう。ストーカーに傷つけられた冨田真由さんは、加害者がやがて出所してきて再び自分に接触してくる可能性についての深刻な恐怖を語りました。ハーマンはたとえ加害者が自らの歪んだ病理を治療するとしても、それが被害者と再接触するための口実にはならないと述べています。被害者と加害者の接触は「永久に断つ」ことが治療の絶対条件です。

ところが被害者が自分の生命をも脅かす加害者から逃げるチャンスがあるのに逃げることができないケースも目立ちます。警察にDV・ストーカーの相談に行き被害届を出せば保護されるのに、被害者が警察に促されても被害届を出さないうちに殺害されるなどの例です。

社会学的側面から注目された「ストックホルム症候群（誘拐・監禁事件で犯罪被害者が加害者に同情や好意を抱く現象）」という言葉を聞いた人も多いでしょう。ハーマンはこれを「**外傷加害者への執着**」と呼んでいます。

「首都圏での3年間の治療後の9週間の転医で完治に向かった面前DV（児童虐待）PTSD」（発表56）でも、患者は自分に心的外傷を与えた父親に執着し離婚後も面会していました。この「執着」を自らの意志で断てるかどうかが治療の前提条件であると説明しました。

「面会をやめるだけでなく、たとえ危篤と連絡があっても行ってはならないし、亡くなっても葬儀への参列も墓参もしてはならない。それぐらいできなければ治療はできない」

PTSD＝複雑性PTSDに解離性同一性障害の合併は原理的に普通であり、外傷加害者に執着する主人格を許そうとしない交代人格による激しい自傷に生命の危機を感じた主人格は、警察に保護された後で執着を断つ覚悟で転医してきました。そこで初めて主人格と交代人格の治療の方向性は一致したのです。だから転医2週間後には危険なく病院周囲の単独散歩が可能になりました。

退院後に一度だけ本人からメールが来ました。「やはり父親に対する執着があります」と。

「こちらからは、執着が断てなければ生命は保証できないとしか言えません。自分の判断と覚悟で決めてください」とだけ返答しました。

人から強制されて執着は断てません。自分自身で結論を出した結果が完治への道だったのです。

▼ラポール形成がトラウマを引き出す

「なぜ発病したのか理由を知りたい」という治療者の「思い」は「ラポール（無意識への通路）」を形成し、無意識に抑圧・解離された病原性秘密（トラウマ）を患者から引き出します。2012年・2015年に発表した「幼児期呉大空襲被災者の強い希死念慮と割腹による自殺企図の背後に思春期レイプトラウマを認めた晩発性複雑性PTSDの1例」（発表13、42）は、人格の交代による激しい激しい自傷・自殺企図を認めました。

呉大空襲により全ての財産を失った患者の父親は失意のうちに亡くなりました。残された家族は敗戦後に厳しい生活を送りました。災害や戦争という大きな災厄により家庭や社会の保護を失った女性が性犯罪の被害に遭いやすいことは東日本大震災の時にも警告されました。

患者は自らの性犯罪被害を語った直後に意外な表情を浮かべました。しゃべるつもりがなかったことをしゃべってしまったことへの戸惑いでした。PTSD患者の診察ではこのようなこと（ラポール形成）が「**初診時**」に起きやすく、ハリー・スタック・サリヴァンも同様の事実を臨床における気づきとしてあげ、「初診面接」の重要性を強調しています。

▼二重思考・二重自己・選択的無関心などによるトラウマの隠蔽

PTSD患者は常にトラウマを無意識に隠蔽しようとして、様々な心理的テクニックを用います。面接者はその「**耳**」を訓練することによりテクニックを打ち破り、トラウマを意識化・言語化して「共有・受容」する方向に治療を導かなくてはなりません。

2014年発表の「広島原子爆弾放射能恐怖トラウマによる晩発性複雑性PTSDの3症例〜乳児・4歳児・看護師被爆」（発表27）の「乳児被爆者」は、姉が最近白血病で亡くなったことが恐ろしいのでしょう？　と聞くと、「そう思う」と答えました。しかし、その直後に「そう思わない」と反対のことを言いました（二重思考）。それをそばで聞いていた家族たちまでが最初の答えを聞かなかったように振る舞いました。

「看護師被爆」でも「入市被爆」により急性放射能障害で寝込んだ時に、やはり「入市被ばく」した他の看護婦が亡くなったことを最初に話しました。次に聞いた時には「何を話したか覚えていない」と答えました（解離性健忘）。

２００７年発表の「元帝国陸軍兵士が複雑性ＰＴＳＤを呈した1例」（発表7）では日中戦争への従軍で「自分は死体を見ていない」（二重思考）という発言が治療の導入になりました。

２０１６年発表の「統合失調症と診断されていた広島原爆ＰＴＳＤの晩発性増悪症例」（発表32、41）では、屋内で被爆して直接の異常がないように見えた母親が急性放射能障害による喉頭部壊死で、「早く死なせてください」と苦しみながら窒息死した外傷体験について、「戦後の食糧難を思えばあの時に死んでいてよかった」（二重思考）と繰り返しました。

２０１３年発表の「広島原爆遺児ＰＴＳＤ症例」（発表29）では、「原爆に殺された父親」「ストーカーによる顔面刺傷被害」「夫の病死後に夫の親族から受けた理不尽な搾取」などへの被害者としての正当な怒りを表現できず、「自分が悪いのだからしょうがない」（二重自己）という異常に低い歪んだ自己評価を認めました。「薬物治療」により「正当な怒りと憎しみ」が「回復」しました。

２００６年発表の「事故受傷ＰＴＳＤ」（発表5）や２０１３年発表の「トラウマの再

演としてのギャンブル依存（PTSD）」（発表26）などは「事故に遭遇」「（ギャンブル依存の）父親の自殺」が問診票などの「記録」にあるのに、こちらから話題にしなければ触れようとしませんでした（選択的無関心）。

日本社会を覆う歴史的な「二重思考」は「（太平洋戦争の）終戦」という「言葉」です。あの愚かで悲惨な戦争の結末は徹底的な「敗戦」でした。本当の意味での深刻な反省と喪の作業は、この「終戦」という「二重思考」により常に妨げられています。

▼「耳が弱い」「目が弱い」PTSD患者

PTSD患者の解離性健忘は聴覚による記憶力が低下していることも影響していると思います。解離性難聴を認めることもありました（発表2、29）。その代わりに視覚から情報を取り入れやすいとも言えます。神経症（フロイト型PTSD）（発表14）の自傷を止める際には「自分の身体を大切にできる」という「暗示」を紙に書いてもらい、しばらくじっと見つめてもらいました。

ある時に、紹介状こそ持っていましたが夕方に押しかけ入院してきた患者がいました。こういう患者が全てPTSD（解離性障害）であることをもう熟知していた時期でしたが、ことわり切れずに入院となりました。しかし、通常の入院同意書・治療計画書とは別に一筆書いてもらいました。

「私は最低2週間は入院安静が続けられる」「この約束が守れなければ、この病院とは今後関わりを持たないと約束できる」という内容です。

予想通りに翌朝にはもう退院したいと申し出てきました。前日に自分が押しかけてきた時の状況を急速に忘れよう（解離性健忘）としていたのです。

そこでこの「契約書」を見せると食い入るように見ていました。自分の「筆跡、署名、日時」だったからです。既に昨日のことを忘れて今この瞬間の気分だけで退院しようとしていた患者は、2週間をひっそり過ごして退院していきました。

長年統合失調症として各地の病院・施設を転々としていた患者がいました。前年から医療保護入院という入院形態をとると、当初の入院予定期間を過ぎると患者本人を交えて「退院促進会議」というものを開かなければなりません。入院後しばらくして、この患者に虐待の外傷体験があることは確認していました。

私が患者の病態や治療経過を「簡潔に力強く反復して」説明していると、患者が催眠状態となり崩れ落ちました。ミルトン・エリクソンという催眠療法家が考案した催眠術に「混乱技法」というものがあります。ＰＴＳＤ患者は自分の病態の一番大事な要点を「耳から」繰り返して情報入力されると理解できずに「混乱」するのです。

それを隠蔽するために自分から無意味なおしゃべりを延々と垂れ流し続ける患者もいます。「自分にとって一番大事な治療上の情報を耳から取得するのが弱い」ＰＴＳＤ患者は、好きな話題について語るのは得意でも、苦手な情報をしゃべるのは苦手です。きちんとしゃべらせようとしていると「単語を並べるだけ（相手に代わりに補わせるために）」という奇妙なしゃべり方にしばしばなります。

私が治療でよく患者に行わせる自由連想式の日記筆記は、ＰＴＳＤ患者の弱点である、聞き、しゃべることをカバーする視覚的な認知により、一種の「**自動記述**」（自分の意志とは無関係に動作する現象）を引き起こし、病原性秘密を書いてしまうこともあることが観察されます。

一方で診察中に「視野の狭窄」を起こし「点状」にしか見えなくなったために、私が沈黙していると目の前の私が見えなくなり、「先生、どこにいるんですか？」と探し求めた患者もいます。

▼SSRI・SDAの真の薬理作用

ＤＳＭのＰＴＳＤの「フラッシュバック」など体験することなく、「無意識に抑圧・解離されて何年も何十年も凍結保存された病原性秘密」を「傾聴」しようとやっきになっていた２００２年頃には、「ＳＳＲＩ（ＳＤＡ）でフラッシュバック（トラウマ）を消す薬物治療」の存在などほとんど知りませんでした。

「ＰＴＳＤ＝複雑性ＰＴＳＤに有効な向精神薬はない」という認識で治療を進めていまし

た。

薬物治療は第2次大戦中に欧米戦陣医学で用いられた「薬剤性催眠術による休養」をパトナムの著書から発掘して実施していました。

「トラウマを傾聴する際に患者の緊張をとって話しやすくなるのではないか？」と思いSSRIのパキシルを処方してみました。すると『突然』に「今まで話さなかった新たなトラウマを語りだす」という印象を持ち始めました。

本当に『突然』なのかと思い、「何かピンときて」カルテをめくってみると、1〜3か月前にパキシルを処方しているという事実に気がつきました。

内因性精神病の単剤治療で10年間鍛えた感覚がその意味を教えてくれました。

「SSRI（SDA）が無意識から重要なトラウマ（中核トラウマ）を引き出している」と確信しました。

▼アクチベーション・シンドローム（殺人・自殺衝動）と目覚め現象

日本で最初に発売されたSDAであるリスパダールは発売当初は「目覚め現象」のために「自殺薬」と呼ばれました。「統合失調症患者の認知機能の急激な改善」のために、統合失調症を罹患したことへの認識と絶望感から自殺に走ると考えられたのです。

日本でのSSRI発売後にアクチベーション・シンドローム（自殺衝動）への警告が行

われました。この危険を世界に知らしめたのはイギリス人精神科医デーヴィッド・ヒーリー個人の奮闘によるものでした。

しかし抗うつ薬のアクチベーション・シンドローム（殺人・攻撃衝動）に関しては２００４〜２００８年に厚労省に報告された42件の有害事象報告を元に初めて「注意」されました。

「うつ病と思っていたら躁うつ病で統合失調症で衝動性精神障害（人格障害？）かもしれないから注意せよ」という意味のない、わけのわからない「注意」です。

私が２００７年に厚労省に報告した症例は２００９年と２０１０年に発表した「パロキセチン単剤で治療中に患者が殺人への衝動を訴えたが回避できた複雑性ＰＴＳＤの１例〜ＳＳＲＩによるアクチベーション・シンドローム発生の予測と対策」（発表21、34）です。

患者の訴える主訴だけを聴いていれば「うつ病」と診断される症状でした。こちらから聞き出した「中学高校時代の記憶がほとんどない」という解離性健忘の奥にあった病原性秘密は、児童期に母親を癌で喪った外傷体験と父親と祖母からほとんど愛情を与えられずに育ったネグレクトな生育歴でした。傾聴するこちらの方がつらい寒々とした前半生でしたが、本人は「淋しかった」「悲しかった」という「当たり前の感情」も「解離」により自覚できない状態でした。「感情の記憶」を無意識から取り戻す目的で傾聴しながら慎重に処方していたパキシルＳＳＲＩが殺人への衝動を引き起こしました。しかし、患者は

「人を殺したくなった」と言いながら実行には移さず外来に緊急受診して相談に来てくれたのです。幸いにリスパダールの処方が殺人衝動を「中和」して消してくれました。

制御不能のアクチベーション・シンドロームとは、患者はPTSDかもしれず無意識のトラウマを傾聴するべきという可能性を頭から否認して抗うつ薬を処方した場合（ラポール形成不能）、SSRIがトラウマを過剰に無秩序に刺激した結果生じるということです。

2006年発表の「事故受傷PTSD論文」（発表5）でアクチベーション・シンドローム発生の可能性として「外傷記憶の想起困難性の軽重」×「外傷を受容する自己の存在への否定感の軽重」という2つの変数で推測する試案を立ててみました。外傷の想起が困難で自己否定が強い患者をSSRIが「矯正治療」しようとする力が強くかかりすぎて、アクチベーション・シンドロームを起こすということです。

2013年7月に広島市で発覚した16歳少女による呉市灰が峰での殺人事件は、アクチベーション・シンドローム殺人の典型の一つでしょう。裁判では児童期に母親から壁に投げつけられる虐待行為が明らかにされました。犯行時には違法なデリヘル売春を行い自分で自分を傷つけることで児童性的虐待トラウマPTSDを発病していましたが、受診した精神科では遺伝病の「うつ病」と診断され抗うつ薬を処方されたことが殺人の原因です。

同じ2013年7月に起きた山口県周南市山間集落で起きた住民5人の大量殺人。通称「平成八つ墓村事件」。この事件でも加害者は精神科に通院服薬していましたが、住民同士で飲酒していて口論となり腹部刺傷された外傷体験について「傾聴」されていたとは思えません。事件直前に警察に「話を聞いてほしい」と訪れているからです。

２０１６年7月に大量殺人を行った相模原事件の植松聖が措置入院になった時に、その「Ｔ４妄想」は「（解離性）妄想」と診断されず気分障害の「そう病」と診断されましたが、どのような「薬物治療」が行われたのか明らかにはされていませんし、息子を捨てて家を出た両親との関係が検討された形跡もありません。

▼二重思考の奥に隠されていた中核トラウマ

２００４年に発表した「成人発病の遅発性児童虐待ＰＴＳＤ」症例（発表１）では、患者はリスカが止まらないことが主訴で受診しました。誘因は別居している母親から身勝手な要求を繰り返されたことでした。最初から児童期の母親からの虐待については「フラッシュバック」どころかあっけらかんと話しているように見えました。こちらとしては治療者を自傷で操作しようとしている「人格障害」ではないかと身構えているところがありました。そこで当時発売されたばかりのパキシルだけを「ベンゾなら乱用するかもしれない」と思い、少量を抗不安作用を期待して処方しました。むしろその処方から自傷・大量飲酒・ＯＤ（どこかから入手した薬剤）・家出（遁走）が悪化し、アクチベーション・シンドロームを起こしていることには気がつきませんでした。

包容力のある夫も持て余し周囲から離婚の勧めも出ていると聞いて、患者は操作によって周囲を傷つけようとしているのではなく、患者自身が苦しみ傷ついて専門家に助けを求めているのだと思い直しました。するとアクチベーション・シンドロームを起こしていただけの同じパキシルが、今度は無意識に隠されていた中核トラウマを引き出したのです。

後から治療記録を整理していくと、平気そうにしゃべっていたように聞こえた虐待体験も、絶えず母親を弁護する言葉で打ち消す「二重思考」が規則正しくちりばめられていました。

さらには重度の喘息発作を意識的に放置することで、患者を「未必の故意」で殺害しようとしていた母親の真意（中核トラウマ）が明らかになってきました。

真の恐怖（中核トラウマ）とはおそらく合併している解離性同一性障害の冷静な交代人格が保持しているようで、それが語られる時には一般的に「静かな語り口」になります。

中核トラウマが共有され受容されると自傷行為も止まりました。そのタイミングで偶然に妊娠と夫の転勤が認められ、患者と夫はパキシル服用の継続を希望しました。「妊娠患者への服用は絶対に認められない」と服用は終了しました。

明らかになった母親が加害者の中核トラウマについて母親に言ってやったらどうかと提案しました。患者は「ここでだけ話すと決めています」と返答しました。このやりとりがフロイトの『ヒステリー研究』のミス・ルーシー・R症例の最後のやり取りと同じであることに気がついたのも、後からのことでした。

妊娠に関しては当初は「堕胎したい」と否定的な発言が認められましたが、転医後に一枚の絵ハガキが届きました。女児の写真が写っており「すごくかわいいです」の添え書きに「トラウマの連鎖」は断てたであろうと確信できました。

▼中核トラウマ保持人格の化学的形成

中核トラウマがラポールと向精神薬により化学的に誘導され想起される際の「静かな語り口」から、特定の交代人格が中核トラウマを保持しているだろうという推測は薄々ついていました。

ある患者は入院時の生育歴の問診から中核トラウマとその否定という「二重思考」がすぐに明らかになりました。リスパダールの処方により「中核トラウマを否定する攻撃的な人格」と「中核トラウマを肯定する弱々しい人格」と「二重人格」への解離が明確になりました。半年以上、2つの人格の交代を観察しながら攻撃的な人格に対して「恐れなくてもいい」という言語的・非言語的なメッセージを送り続けました（ラポールのより深い形成）。そこでパキシルを処方すると「トラウマを否定するが攻撃的ではない人格」と「トラウマを肯定する弱々しい人格」の組み合わせに変化しました。

解離性同一性障害（多重人格）は単なるPTSDの合併症なのではなく、深刻なトラウマを受容するために、トラウマで傷ついて低下した認知機能をコンパクトに再編成することで生まれた治癒の過程ではないかと考えました。薬物治療により化学的に認知機能再編（トラウマを受容する交代人格の出現）を支援することで、受容が成功しつつある症例で気がついたことです。

▼トラウマ複合体（層状構造）

ピエール・ジャネはヒステリー（ＰＴＳＤ）患者の治療において「意識下固定観念（トラウマ）」が時間的に「層構造」を示していることに気がつきました。

私も傾聴と共感と新規向精神薬処方により無意識に抑圧解離されて保存されていたトラウマを想起させ共有し患者に受容させてＰＴＳＤを治しているうちに、原爆被爆のような特別なトラウマを抱えている患者であっても、被爆とは直接関係ない家庭的で個人的な外傷体験も傾聴されることを期待していることに気がつきました。

両者は時間的には「層構造」を成し、もともとは病原性がなかった外傷記憶も「複合して一体となって病原性を発揮している」ことがわかりました。

ＰＴＳＤを「治す」ためには、可能な限り丹念に外傷記憶の傾聴と共感が必要であるということがわかったのです。

２００８年・２００９年発表の「リスペリドン内用液が古い外傷記憶を活性化させた急

性ストレス障害の１例」（発表９、19）では中年男性のリストラ決定のトラウマでＡＳＤ（急性ストレス障害）を発病したように見えて、時間をさかのぼり奨学金試験の失敗による大学進学の挫折や児童期の兄弟の身体疾患治療費による家計の圧迫などの古い外傷記憶が層構造を示していることが明らかになりました。

２００７年発表の「元帝国陸軍兵士が複雑性ＰＴＳＤを呈した１例」（発表７）ではパキシル↓セディール↓ジプレキサの処方により「捕虜や民間人の拷問・殺害」「毒ガスの使用」「中国兵の戦闘による殺害」「シベリア抑留による仲間たちの無念の死」などの「日中戦争における日本兵の加害者としての外傷記憶と戦争の無惨さの記憶」が薄紙をはがすように明らかになっていきました。さらには「里子」に出された孤独な少年時代の外傷記憶も認められました。

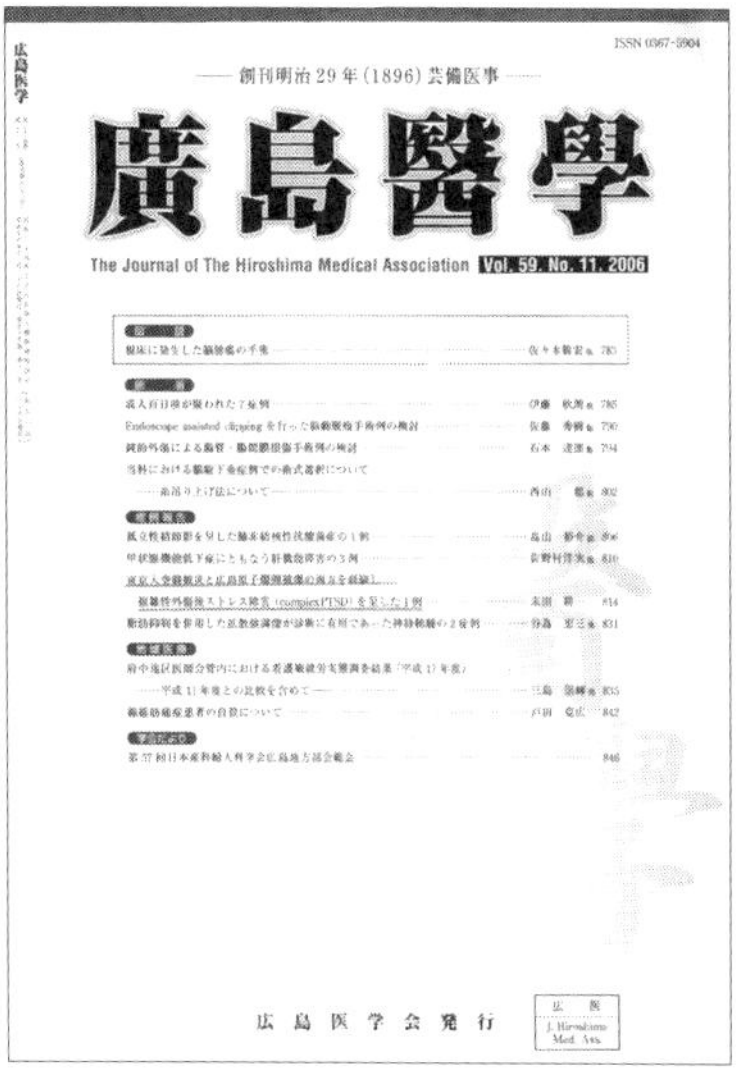

『広島医学』2006, 59巻11号

２００６年発表の「晩発性広島原爆ＰＴＳＤ」症例（発表６）では広島原爆被爆↓東京大空襲被災↓父親の結核死の外傷体験が外傷記憶の層構造を成していることがわかりました。

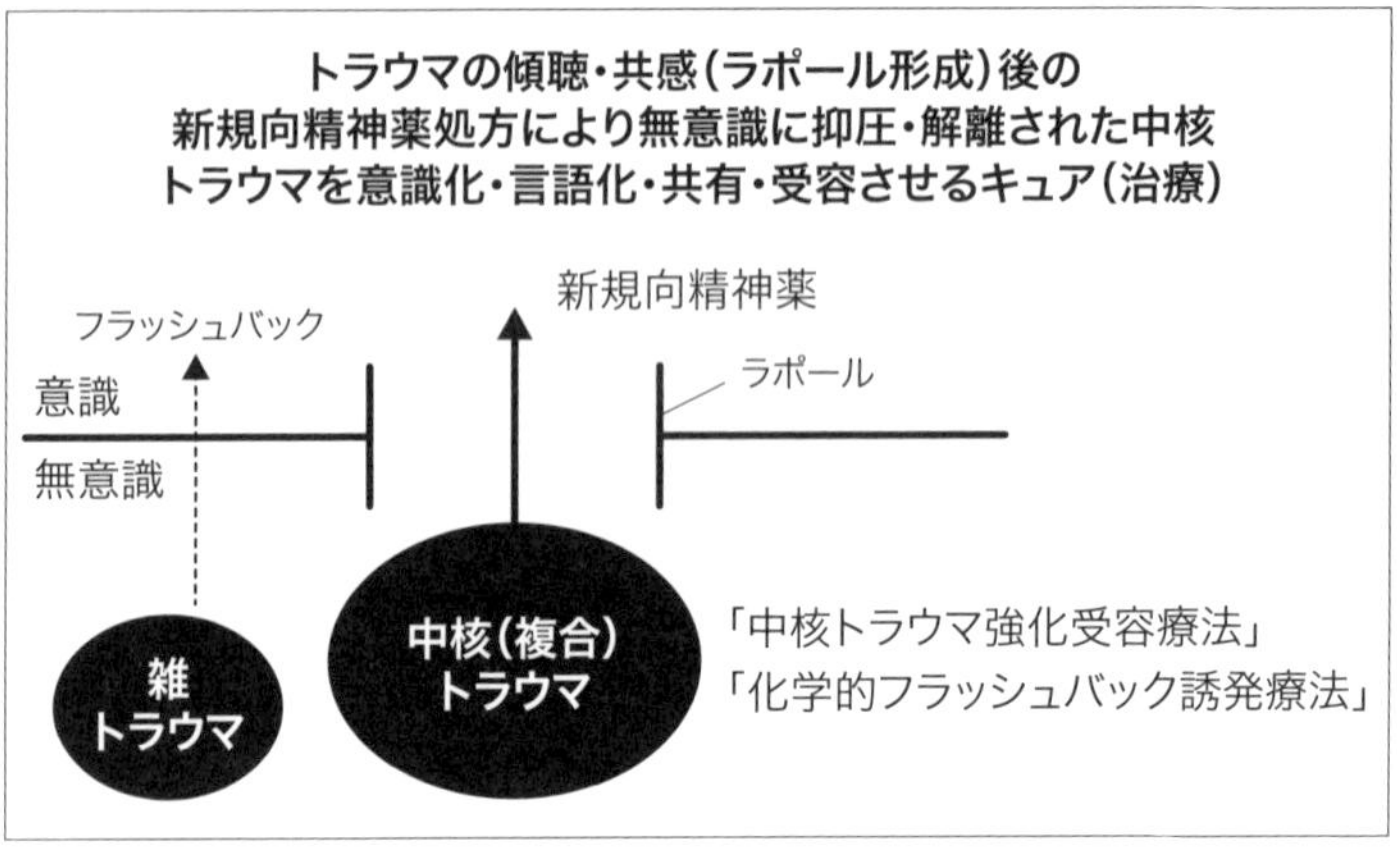

日本精神科医学会学術大会スライド

2010年発表の「広島原爆山間部黒い雨PTSDの1例目」（発表20）では敗戦後に発病し長く躁うつ病として入院していた患者の放射能雨（黒い雨）を浴びた恐怖の外傷体験を傾聴しました。それだけでなく九州から兄弟の中で一人だけ広島市北西山間部に疎開させられた苦しみを傾聴しました。言葉の違いがきっかけの（当時の九州では子供同士が普通に『貴様』と呼び合いますが、中国地方でこの言葉を使うと激しいけんかが始まります）いじめなどです。

2012年発表の「広島原爆山間部黒い雨PTSDの2例目」（発表23）では敗戦後に発病し統合失調症として長く通院していて晩発性に増悪し入院した患者には放射能雨被ばくの恐怖だけでなく、被ばく前に疫痢（小児消化管感染症）で亡くなった弟の外傷記憶が、他の兄弟は忘れかけていても（当時は疫痢死は珍しくなかった）強く無意識の底に残っていました。

２０１１年・２０１２年に発表した「岩国大空襲ＰＴＳＤ」（発表12、37）では、敗戦前日の昼間にＢ２９爆撃機が30分間に３０００発の２５０キロ爆弾を岩国駅周囲に投下し一般市民１０００人を殺した岩国大空襲を至近距離から目撃した外傷体験と、戦争中に父親が事故死し敗戦後に母親が病死した外傷体験が複合体を形成していました。

２０１３年・２０１６年に発表した「福島原発事故トラウマＰＴＳＤ」（発表24、43）では福島原発事故への恐怖と、児童期〜成人期に先天性心疾患の手術を受けることになるかもしれなかったことへの恐怖が層構造（複合体）を形成していました。

▼自身に直接の体験がなくても発病する原爆・原発放射能恐怖トラウマ

「目に見えない放射能への恐怖」は被ばくした時に幼くて恐怖を感じることができなくても、自分が直接被ばくした経験がなくても発病原因となりえます。

２０１０年・２０１１年に発表した「晩発性にパニック症状で発病した広島原爆３歳時被ばく者ＰＴＳＤ」（発表11、22）と２０１４年に発表した「晩発性に躁状態で発病した広島原爆乳児期被ばく者ＰＴＳＤ」（発表27）が前者に該当し、２０１０年に発表した「長崎原爆被ばく2世ＰＴＳＤ」（発表35）と２０１６年に発表した「広島原爆被ばく２世ＰＴＳＤ」（発表44）が後者に該当します。広島原爆被ばく2世ＰＴＳＤを除いて近親者の発癌死の恐怖が誘因トラウマとして発病原因になっていました。

２０１４年発表の「～乳児・4歳児・看護師被爆」（発表27）の4歳時被ばくＰＴＳＤ患者は幼児期からでも放射能被ばくへの恐怖を感じ続けていました。

２０１３年・２０１６年に発表した「福島原発事故トラウマＰＴＳＤ」（発表24、43）は原爆ＰＴＳＤと同じ放射能恐怖がトラウマになっています。東日本大震災の発生から慎重に問診していくと福島原発事故の発生そのものを思い出せず、「トラウマの最も重要な部分が想起できない」ＤＳＭの診断基準に該当しました。

２０１５年に発表した「広島原爆遺児ＰＴＳＤ」（発表29）も、「山間部黒い雨の降雨地域」にいたことに後から気がつきましたが、治療当時はこちらが聞かなければ自分からは話さないので放射能雨による被爆の有無と恐怖の存在を確かめることはできませんでした。生育歴を慎重に問診していくと、父親を原爆に殺された部分は何度も飛ばして話すためにＰＴＳＤと診断できました。

▼佐々木禎子さんの遅発性原爆症死への恐怖

「広島原爆山間部黒い雨ＰＴＳＤ」の2例は被ばく後・敗戦後に何年も経過してからの発病です。２０１５年・２０１６年に発表した「統合失調症と診断されてきた広島原爆ＰＴＳＤにパロキセチン単剤が有効だった例」（発表32、41）も被ばくから10年以上経過して発病しており、中年以降で寛解状態にあったのが同じ被爆者である配偶者が癌死してから晩発性に増悪したPTSDです。発病の誘因として確認はできませんでしたが、「原爆の子の像」のモデルである佐々木禎子さんなどの遅発性原爆症死への恐怖が影響しているのかもしれません。

▼SSRI・SDAの逆説的作用

トラウマの傾聴・共感（ラポール形成）により「抗うつ薬SSRI」・「抗精神病薬SDA」が「抑圧・解離された中核トラウマを無意識から引き出す」ことが本来の薬理作用であることから、「抗うつ薬」「抗精神病薬」という考え方自体を修正しなければなりません。

それはこれらの薬剤の「逆説的作用」からも明らかです。

「抗うつ薬SSRI（パキシル）」単剤がラポール形成により「（解離性）幻覚妄想を消滅させた」症例として、2007年発表の「元帝国陸軍兵士PTSD」（発表7）や2007年・2008年発表の「外傷体験を伴う解離性の幻覚妄想症状にパロキセチン単剤が著効した1例」（発表8、18）や2013年発表の「いじめトラウマPTSD」（発表25）などがあります。

発表25は電気ショックと抗精神病薬で消えなかった幻聴が、本人が訴えていた解離性健忘の方を重視して解離性障害と診断してパキシルを処方したら消えました。

「抗精神病薬ＳＤＡ（リスパダール）」単剤が「抑うつ症状を回復させた」症例として２００６年発表の「晩発性広島原爆ＰＴＳＤ症例」（発表６）や２００８年・２００９年発表の「リスペリドン内用液が古い外傷記憶を活性化させた急性ストレス障害の１例」（発表９、19）や２０１１年・２０１２年発表の「岩国大空襲ＰＴＳＤ」（発表12、37）などがあります。

２０１３年・２０１６年発表の「福島原発事故放射能恐怖トラウマＰＴＳＤ」（発表24、43）では、「抗幻覚薬ＳＤＡ」単剤が「（解離性）幻覚を引き出す」「フラッシュバックを引き出す」逆説的作用を認めています。

また２００５年発表の「膵臓癌術後ＰＴＳＤ」（発表３）では「ＳＤＡ（ジプレキサ）」が、２０１６年発表の「交通事故ＰＴＳＤ」（発表33）では「ＳＳＲＩ（Ｊゾロフト）」が「解離した人格を統合する」作用を示しています。

２０１１年発表の「平成３年広島市新交通システム（アストラムライン）橋げた落下事故関係者ＰＴＳＤ」（発表36）の薬物治療。この事件は１９９４年広島アジア大会に向け建設中だった高架鉄道の60トンの橋げたが、１９９１年３月15日に渋滞中の車列直上に落下し、11台の車が押しつぶされ作業員を含む14人が死亡した大惨事でした。運転席はぺしゃんこになったが助手席は助かったというような福知山線脱線事故に似た特異な悲劇も起きました。当時広島大学精神科で研修医をしていた私は、「関係者」が錯乱状態で担ぎ込まれたことを覚えています。

この患者はPTSD発病初期に「うつ病」として治療を受けていましたが、「幻覚妄想状態」で入院しました。事件当時に1週間だけ「適応障害」で入院した記録が残っていました。事故から10年以上経過しての再発入院でした。

最初から「遅発性アストラウマライン事故トラウマPTSD」と診断した私との間には「ラポール」が形成され、「抗幻覚剤SDA（リスパダール）」を服用しながら当時の外傷記憶を思い出していきました。ところが家族に対しては解離性幻覚妄想症状が改善しないために、「抗うつ薬SSRI（パキシル）」に切り替えたところ幻覚妄想が消失して退院できました。退院後も「血の海だった」と事故の外傷記憶の想起は続きました。

▼SSRI・SDA・タンドスピロン（セロトニン作動薬）の使い分け

それぞれが「抗うつ薬（抗不安薬）」「抗精神病薬（抗幻覚薬）」「抗不安薬」と呼ばれ、作用が異なるように考えられています。しかし、PTSD薬物治療の実際では「ラポール」が形成されると違う薬なのに同じ作用を示すこともあります。統合失調症様の激しい焦燥感・刺激性を「パキシルSSRI」が鎮静させた「晩発性増悪の広島原爆PTSD」（発表32、41）。「アクチベーション・シンドロームの殺人衝動を鎮静させたリスパダール

SDA」（発表21、34）。

全般的に共通して記憶回復作用が主ですが「事実関係を強く想起させるSSRI」「事実に伴う感情記憶を想起させるセディール（一般名タンドスピロン）」「想起された記憶への洞察力を高めるSDA」と大まかに分類して治療に用いています。

また表面的な不安が強い時には「安全確保」を優先し「SSRI・タンドスピロン」は使わないようにしています。

▼「ラポール」と「処方」の時間的な組み合わせ

2004年発表の「児童虐待トラウマPTSD」（発表1）では、同じ治療者である私が処方していた同じパキシルが、自傷に対して遺伝病の「人格障害」と患者の「心（無意識）」を拒絶していた時にはアクチベーション・シンドロームを起こしました。「何とか力になってあげたいと思った瞬間（ラポール形成）」からパキシルは中核トラウマを想起させ、自傷行為を止めたのです。

「満州からの引き揚げトラウマPTSD」（発表2）の高齢者には、「認知症ではない」と確信すること（ラポール形成）で患者の異常行動は消滅しました。退院後に心身症（下痢）が再発した時に処方したパキシルは、中核トラウマを引き出し下痢を止めました。

2005年発表の「膵臓癌術後トラウマPTSD」（発表3）では、「解離性同一性障害である」と確信すること（ラポール形成）で摂食を再開させ、時間をかけて体力を回復させてからパキシル・ジプレキサを処方し中核トラウマの想起→人格の統合が可能になりました。

ピエール・ジャネが言うように一度治療者とPTSD患者の間に形成されたラポール（無意識と無意識の交流）は継続し、SSRI・SDAがどのタイミングで処方されても真の薬理効果を発揮するのです。

このことに気がついたのは「膵臓癌術後トラウマPTSD」論文を執筆中で博多の地下鉄ホームに立っていた時でした。新海誠監督の「約束」がテーマのSFアニメ「雲のむこう、約束の場所」を見に行った帰りでした。「約束＝ラポール」の連想からラポールの重要性に気がつきホームで躍り上がって喜びました。

2011年・2012年に発表した「岩国大空襲PTSD」（発表12、37）では、「うつ病」として6年間で3回入院し、2回目の自殺未遂で入院してきた瞬間に「岩国大空襲PTSD」であることを確信しました（ラポール形成）。前医が処方していたリスパダール少量だけを残したところ3日で希死念慮は消え、1か月半の入院で再発せず、退院3年後も再発していませんでした。

▼「依存」「離脱」ではなく薬からの「卒業」

現在「ＰＴＳＤ」「ラポール」「無意識」という視点を否認した投薬により「アクチベーション・シンドローム」「依存」という惨事が繰り返され、服薬をやめようとすると「離脱」に足をとられると問題になっています。２０１６年発表の「交通事故ＰＴＳＤ」（発表33）では「ラポール形成」「中核トラウマの傾聴」が先行し、その後の「Ｊゾロフト治療」はその服薬方法も終了も患者自身にまかせて「職場の内外における人格の解離」は統合されました。

「トラウマの受容」による「人間としての成長」が「薬からの卒業」に自然に結びついたのです。ある時期安定した治療効果を見せる薬が、飲み続けられないサインを見せることもあります。

最近はＰＴＳＤ治療において「**レジリエンス（精神的回復力）**」「**外傷後成長**」という「言葉」だけを聞きますが、真の外傷の受容がなければ中身のない「空疎な言葉」に過ぎません。

▼ラポールが化学的に強化される

全く原理が不明であるにもかかわらずＳＳＲＩ・ＳＤＡが「心：無意識の病である
ＰＴＳＤ」に「根治的」な薬理作用を示し、治療を通して目に見えない「心：無意識の構造」を推測可能とする経験を積み重ねることによって、ラポール（治療者の無意識と患者の無意識の交流）形成能力が強化されます。２０１３年発表の「フロイト型ＰＴＳＤ（神経症）」も１年間止まらなかったリストカットが簡単な暗示を与えるだけですぐに停止したのです。

▼ネット上に形成された「ラポール」

私が２００８年にアメーバブログを始めて「全ての精神疾患がＰＴＳＤのみであり、それを認めた時にだけ有効な薬物治療がある」と一貫して主張し始めた時に、ほんの一部の患者が接触し強く覚醒しました。

Ａ子さんは自傷・ＯＤ・大量飲酒の繰り返しで入退院を続けていましたが、自らの深刻な性的虐待のトラウマが病因であることに気がつきました。私とメッセージのやりとりをするなかで、「縁」が切れそうになっていた子供さんを取り返すために病院から飛び出して行きました。近年、学会で現地を訪れた時に３人で会食をする機会がありました。

まだＰＴＳＤから抜けだすことができない時に、「もうどうでもいいから今からまた大量飲酒（→ＯＤ・自傷）するぞ！」とブログで宣言されました。ちょうどその記事を私が見た時に「本当にそれでいいのですか？」とメッセージを送りました。

「先生のメッセージを読んだ途端に自分の身体が自動人形のように、酒が入ったコップを流しに捨てに行きました」と驚き不思議に思っておられました。

A子さんの変化を見たB子さんは成人になっても父親から暴力・性的虐待を受けていました。主治医は「人格障害」と診断し父親からの虐待は完全に否認していました。

私とA子さんはB子さんにメッセージを送り、父親からの暴力に警察の保護を求めて「安全確保」するように助言しました。父親はすぐに逮捕されました。「人格障害」という「非現実」ではなく「父親の逮捕」という「現実」を突きつけられた主治医は、それまでの傲慢な態度から一転して卑屈に自信喪失したそうです。

B子さんは「今までは自分が知らないうちに自傷して、朝に目が覚めたら布団が血でぐっしょりと重くなっていることもありました」「今回、目がさめたら家じゅうの刃物がこたつの上に並べられているのに、身体のどこにも傷がありませんがどういうことなのでしょう?」と質問がありました。

「あなたが解離性同一性障害を合併していて、あなたの交代人格は主人格であるあなたが父親からの虐待に一方的にやられっぱなしであることに怒って自傷していたのでしょう」「あなたが虐待トラウマPTSDの自覚を持ち、加害者である父親と対決する覚悟を決めたことを歓迎しているのでしょう」と答えました。

その後B子さんは父親に対して「外傷加害者への執着」の姿勢を見せました。ところがその直後に再び激しい自傷を認め、「父親と完全に縁を切らねば自分で自分の命を失うことがよく理解できました、もう迷いません」と決断されました。Ｂ子さんも「縁」がきれかけていた子供さんとのつながりが回復しました。虐待と自傷と薬漬けという無意味な治療で相当な身体的ダメージがあったはずですが、急速に心身共に回復し、持っていた資格で就労を再開し起業されるというのが最後の連絡でした。

Ｃ子さんはＢ子さんと一時連絡をとっていた患者さんです。

虐待のトラウマからＡ子さんのように大量飲酒・ＯＤ・自傷を繰り返していました。

私のブログとの接触でＰＴＳＤという自覚を持ちました。ユング研究者で箱庭療法によるＰＴＳＤ治療を主張される翠雨（すいう）先生のブログとの接触でも、間接的であっても自らのトラウマを理解され見守られているという安心感に包まれたようです。

大量飲酒・ＯＤ・自傷は停止しました。一念発起して通信大学の心理学科に入学しました。

ご主人からの支援だけでなく、学費を稼ぐために結婚前にもほとんど就いたことがない正規職員として福祉施設に就労しました。

40歳代で大学院の臨床心理士コースに合格できるまでの5年間は連絡がなかったので、再びブログに連絡があった時は「心理学？・」「大学院？・」と「別の人物」だろうかと思いました。娘さんも現在は大学生として学んでいるそうです。

学部の卒業論文のテーマは「ネットという仮想空間と現実の治療者との狭間で起きた治

療効果」だったそうです。「無力」だったC子さんはＰＴＳＤと自覚することでたくましく「力」を取り戻したのです。

▼アメリカが見落としたＳＳＲＩ・ＳＤＡの本当の作用

アメリカはなぜＳＳＲＩ・ＳＤＡの真の薬理作用を見落としたのでしょうか？

「ソン・ミ村虐殺事件」を起こしたアメリカ軍兵士の「加害者としてのトラウマを傾聴」することでＰＴＳＤ概念を確立したアメリカですが、ＳＳＲＩ・ＳＤＡの開発に成功した時にその薬物治療の方向性は「トラウマ（フラッシュバック）を消す」で初めから決まっていたのです。世界中の問題を軍事力で解決しようとしてきたアメリカにとっては、「トラウマ」とは消してしまいたい「加害者としてのトラウマ」だったからでしょう。

真珠湾攻撃への復讐心から軍事大国への道を歩んだアメリカは、敗戦前日の岩国大空襲（交通拠点壊滅実験のための空襲による一般市民死者１０００人）や東京大空襲や原爆投下のように日本人の「**オーバーキル**（**過剰殺戮**）」に至りました。戦後も「トラウマの再演」としての過剰殺戮は繰り返されてきました。「加害者としてのトラウマを消したい」という強い思い込みは冷静な臨床観察眼を失わせたのです。

私が最初の児童虐待ＰＴＳＤ論文を書く際に引用した、アメリカの１９９８年のパキシルＳＳＲＩによる「トラウマを消す治験論文」には「重度の（児童虐待）トラウマは服用によりむしろ増強した」と無意識に抑圧解離された中核トラウマを引き出すＳＳＲＩ作用の一端が現れていたのに、方向性を修正する気づきにはならなかったのです。

▼変わらないはずのトラウマが変わる

シェルショック（第１次大戦ＰＴＳＤ）において患者にトラウマがフラッシュバックや悪夢として繰り返し「反復想起」されるが、決して「慣れる」「受容される」ことなくこだわり続ける執拗さ・強迫性に、フロイトは「死の本能」というものが人間に備わっているのではないかと仮定せざるをえませんでした。

しかし、私がトラウマの傾聴・共感（ラポール形成）の前後に処方したＳＳＲＩ・ＳＤＡの新規向精神薬により、無意識深層に抑圧・解離されて隠されていた重要なトラウマ（中核トラウマ）が引き出された時に、患者はトラウマを「非病原性の外傷記憶」として「受容」し多様な表層症状が消失して「ＰＴＳＤが治る」ことを発見したのです。

半世紀以上前であっても「凍結されてそのまま保存されていたトラウマ」が想起され、ラポールを形成して新規向精神薬を処方した「今、生きている私」と「共有」されたことで「変化」し「病原性を消失」したのだと考えました。

この治療プロセスを現在私は「中核トラウマ強化（想起）受容療法」または「化学的フラッシュバック誘発療法」と呼称しています。

▼ＤＳＭの無視

２００３年に最初の児童虐待ＰＴＳＤパキシル治療症例報告論文の執筆を開始した時に、「ＰＴＳＤとその周辺をめぐって」（『臨床精神医学』２００２年増刊号／アークメディア社）の内容を参考にしていきました。

しかし、そこに書かれている「フラッシュバック（トラウマ）を消すＳＳＲＩ・ＳＤＡ治療」については全く眼中にはなく、自らの臨床経験の正しさのみを確信していたのです。

「ＤＳＭのＰＴＳＤ薬物治療」は２００１年の９・11アメリカ同時多発テロとそれに続くイラク・アフガン戦争が生み出した膨大なＰＴＳＤ患者の治療に「全く無力」であることが２００６年までには証明されました。

▼迷走する欧米精神医学のうつ病・ＰＴＳＤ治療

「うつ病」ドイツ人パイロットのアクチベーション・シンドローム急降下自殺に恐怖したＣＩＮＰ：国際神経精神薬理学会は合成麻薬ケタミン（獣医さんが使用する馬の麻酔薬）による「うつ病（ＰＴＳＤのうつ状態）」の治療に執心です。日本でもヤンセン社による治験が進行中です。

「ペンタゴンの頭脳」と呼ばれＧＰＳやインターネットを生み出したアメリカ科学の司令

塔であるDARPA（ダーパ：アメリカ国防総省国防高等研究計画局）とNIH（アメリカ国立衛生研究所）（安倍晋三が創設した日本版NIHであるAMED：日本医療研究開発機構の予算はNIHの20分の1）の「PTSD脳に電子チップ埋め込みのロボトミー研究」「Brain Initiative」は2025年までに4400億円の予算が投入されます。

FDA（アメリカ食品医薬品局）はPTSDの合成麻薬エクスタシーMDMAによる治療を2021年に実現するための最終治験段階にあります。

2016年にオランダは20代の児童性的虐待トラウマPTSD女性患者と40代の男性アルコール依存症患者の「安楽死」を施行しています。

ヨーロッパが旧型向精神薬を見出し、アメリカが化合したSSRI・SDAという新規向精神薬の真の薬理作用を見出すことができなかった欧米精神医学は迷走するばかりです。

▼長崎広島原爆PTSDの発見と福島原発事故PTSD治療

2001年から「ミスターPTSD」金吉晴や長崎大学を中心にした「長崎原爆PTSD調査」が、2002〜2012年に秋葉忠利前広島市長やJSTSS初代会長の飛鳥井望を中心とした「広島原爆（山間部黒い雨）PTSD調査」が数次にわたり繰り返されました。

しかし、広く医学的に認知された調査研究結果を示すことはできませんでした。

2016年5月28日のオバマ大統領ヒロシマ訪問にあたり、毎日新聞での香山リカや朝日新聞はアメリカ人精神科医のR・J・リフトンによる広島原爆被爆者研究『ヒロシマを生き抜く』（岩波現代文庫）が「**PTSDの原点**」であることを認めました。

オバマ大統領と安倍晋三総理が原爆慰霊碑に献花した時に、背後にいた広島県選出国会議員（ほとんどの議員は羽田空港での大韓航空機事故で間に合わなかった）の中には、私の中学高校（カトリック教会イエズス会経営の広島学院）の同級生だった河井克行衆議院議員・首相補佐官（選挙区は広島原爆黒い雨山間部降雨地域・広島市土砂災害被災地の安佐北区・安佐南区）がいました。

私は2004～2007年に広島市の精神科病院で多数の被爆者の治療にあたり、2006年に広島県医師会雑誌『広島医学』に「晩発性複雑性広島原爆PTSD患者の薬物治療症例報告」（発表6）論文を発表しました。

2010年106回日本精神神経学会学術総会：広島平和記念公園内広島国際会議場において「精神科病院に内因性精神病として長期入院を続けていた遅発性複雑性広島原爆山間部黒い雨PTSD患者の薬物治療症例報告」（発表20）を発表しました。

オバマ大統領ヒロシマ訪問から1週間の首都圏（千葉幕張）での112回日本精神神経学会学術総会において、「内因性統合失調症と診断されてきた遅発性複雑性広島原爆

ＰＴＳＤの晩発性増悪のパキシル単剤治療症例報告」（発表32）を行いました。
「原爆ＰＴＳＤ研究は日本精神医学の人類に対する使命であります」と宣言すると一握りの聴衆から小さな拍手が認められました。

２０１７年５月に、日本カトリック教会における福島原発事故問題担当者の光延一郎上智大学教授に原爆ＰＴＳＤ研究資料と書簡を送り、ヒロシマ訪問が予定されているフランシスコ法王に真の原爆ＰＴＳＤの姿を知ってもらいたいと訴えました。書簡は国営学術情報システム「リサーチマップ」のＨＰに公開しました。

原爆ＰＴＳＤ薬物治療研究は、やがて２０１１年に起きた福島原発事故による放射能恐怖トラウマＰＴＳＤ患者の診断と薬物治療と学会発表（発表24、43）の基礎にもなったのです。

おわりに

ものごころついた頃の高度成長時代にボウリングブームが起き、私の住む田舎町山口県岩国市にも雨後のタケノコのごとくボウリング場が建ったかと思うと、あっという間にみんな潰れました。一部のボウリング場は家具展示場などに転用され長く残っていましたが、ほとんどの人間はそれが元はボウリング場だったことを思い出すこともなかったでしょう。

しかし私は、少年時代の「ボウリング場バブル」の強烈な印象を長く忘れることはありませんでした。昭和の終わりから平成にかけてのあの「バブル景気」の最中にも、「ボウリング場バブル」への連想から、このままで済むわけはなかろうという漠然とした予感がありました。「バブルの破たん」によりそれははっきりした確信に変わりました。

2007年の「リタリン乱処方騒動」でも止まらない「うつ病バブル」がバブルであることも、揺るぎない確信となりました。

2010年から「うつ病バブル」の流れの一部は「発達障害バブル」に流れを変えましたが、憑かれたように「発達障害のお勉強」をする精神科医たちの横顔を冷やかな視線で見てきました。

私が卒業した高校は中高一貫の進学校でした。小学校を卒業したばかりの子供時代から中途入学者はなく6年間同じメンバーで過ごしました。同級生の3人に1人は東大か医学部に進学しました。それぞれの分野で成功した者もいますが、卒業して30年以上どんな人生を歩んでいるのか観察することができた同級生もいます。そのおかげで、人を出身校だの地位だの肩書きだけで評価しないで済むようになりました。一介の地方の精神科臨床医ですが、「うつ病」「躁うつ病」「発達障害」で注目される「精神医学の権威たちの正体」がどういうものか、よく理解し惑わされることもなかったのです。

私の父親は医師ではありませんでした。私が医学部に進学したのも、偶然と成り行きの連鎖の結果でした。私が入学した総合大学の教養学部と医学部は地理的に離れていて、他の医学部生は1年生の時から医学部のサークル活動に参加していました。私は最初から医学部生とだけつるむことに嫌悪感を抱き、一人だけ他の学部のサークルに首を突っ込んだりしていました。そのせいか「医療ムラ」というものを何となく外部から見ている感覚が残っていて、理屈に合わない医療行為を身内としてかばうよりも一般人の感覚で怒りを感じるのです。

恥ずかしながら高校時代から大学卒業まで勉強意欲が高くなく、成績はずっと低空飛行でした。おかげで「エリート意識」を持ちようがありませんでした。学校の勉強はしないで何をしていたかというと、主として歴史関係の書籍を漫然と読書していました。歴史を学び、歴史について思考を巡らせ続けることが私の精神生活のかなりの部分を占めていました。それがやがて「本物の精神医学」を身につける最大の武器となりましたし、この列島の住民が周期的に理性を喪失する傾向についても熟知することができました。

またエリート意識の欠如から精神科病院に長期入院して日本社会から忘れられている患者群に対して、要領のいい最近の若い精神科医たちよりは気の毒にと思う気持ちが年々高まっていきました。そのおかげで逆に彼らから多くのことを学ばせてもらう結果となったのです。精神科病院とその慢性期患者群こそが、私の精神医学の本当の学校であり教師だったのです。

また、卒業した最初の年は精神科以外の科に入局しました。どの科でも研修医が最初に病棟で看護師さんにどやされながらする仕事は、入院患者に下剤とベンゾ系睡眠薬を処方することでした。しかし、(旧型)抗精神病薬ハロペリドールとその治療対象である統合失調症やそれを治療する精神科医は神秘的な存在でした(うつ病と抗うつ薬に関する学校教育は頭の中に何の痕跡も残していませんでした)。やがて自分が精神科医になることで「舞台の上の精神科医」を「客席と舞台裏」から見るという2つの視点を持つことができました。

「主観」しか頼りにできない精神医学において「相対的な視点」を保持し、誤った「流行」に流されることなく、「PTSDのラポール・向精神薬単剤治療」に到達できたのは、これらの条件が重なった結果ではないかと思います。

参考文献

『心的外傷と回復』ジュディス・L・ハーマン著　中井久夫訳／みすず書房
『父-娘　近親姦―「家族」の闇を照らす』ジュディス・L・ハーマン著　斎藤学訳／誠信書房
『多重人格性障害―その診断と治療―』フランク・W・パトナム著　安克昌・中井久夫訳／岩崎学術出版社
『ヒロシマを生き抜く　精神史的考察』ロバート・J・リフトン著　桝井迪夫・湯浅信之・越智道雄訳／岩波現代文庫
『精神医学的面接』ハリー・スタック・サリヴァン著　中井久夫訳／みすず書房
『新外傷性精神障害　トラウマ理論を越えて』岡野憲一郎著／岩崎学術出版社
『無意識の発見』上下巻　アンリ・エレンベルガー著　木村敏・中井久夫監訳／弘文堂
『医学的心理学史』グレゴリー・ジルボーグ著　神谷美恵子訳／みすず書房
『抗うつ薬の時代―うつ病治療薬の光と影―』デーヴィッド・ヒーリー著　林建郎・田島治訳／星和書店
『抗うつ薬の功罪　ＳＳＲＩ論争と訴訟』デイヴィッド・ヒーリー著　田島治監修／みす

謝辞

ＰＴＳＤ治療研究の独学を可能にしてくれた中井久夫先生と自分の研究を理解し絶えず励ましてくれた父親の末田祐一に謝意を表する。

著者プロフィール

末田耕一（すえだ こういち）

1990年　山口大学医学部卒業

1991年　広島大学医学部精神科教室に入局

広島県内の総合病院精神科・精神科病院・クリニックでの診療に従事する

2004-2007年　仁和会児玉病院（広島市安佐北区可部）で多数の広島原爆PTSD患者を診断し薬物治療を行うことでPTSDの独自の薬物療法を確立する

2007年より現職

日良居（ひらい）病院副院長（山口県大島郡周防大島町）

精神保健指定医

日本精神神経学会精神科専門医

精神科専門医制度指導医

「うつ」という医学の「言葉」は存在しない

ヒロシマで見つけた「無意識の病」PTSDの薬物療法

2017年11月15日　初版第１刷発行

著　者　末田 耕一

発行者　瓜谷 綱延

発行所　株式会社文芸社

〒160-0022　東京都新宿区新宿１－10－１

電話　03-5369-3060（代表）

03-5369-2299（販売）

印刷所　株式会社フクイン

ISBN978-4-286-18794-5